Dr. Matthias Robert

Liegt es am Essen?

Nahrungsmittelunverträglichkeiten verstehen und damit gut leben

FID Gesundheit

AUTOR:
Dr. med. Matthias Robert
Internist – Ernährungsmediziner DAEM/DGEM
Akademische Lehrpraxis der Charité
Joachim-Friedrich-Str. 46
10711 Berlin – Wilmersdorf
www.internist-in-wilmersdorf.de

IMPRESSUM

1. Auflage 2016
Produktmanagement: Magdalena Strobel
Autor und Redaktion: Dr. med Matthias Robert (v.i.S.d.P.)
Satz & Layout: www.BrunisArt.de
Umschlaggestaltung: TiPP 4 GmbH, Rheinbach
Fotos: www.fotolia.de, 123rf.de
Zeichnungen Seite 19, 22, 37, 38, 49, 51, 73, 80, 81, 89, 92, 99, 103, 118, 128, 135, 139, 146 und 163: Christine Goerigk
Druck: Druck & Design Offsetdruck GmbH,Gronau-Epe
Printed in Germany.
ISBN: 978-3-95443-078-9

Liebe Leserin, lieber Leser,

zahlreiche Menschen leiden unter Nahrungsmittelunverträglichkeiten. Im deutschsprachigen Raum sind es nach einer aktuellen Untersuchung nahezu 17 % der Bevölkerung, und ihre Anzahl scheint in den letzten Jahren erheblich angestiegen zu sein. Bei zwei von drei Betroffenen hat es bis zu zwei Jahren gedauert, bis eine korrekte Diagnose gestellt und die entsprechende Behandlung eingeleitet wurde. Essen und Trinken gehören zu den Grundbedürfnissen des Menschen und sind nicht nur eine Notwendigkeit, um das Überleben zu sichern, sondern zählen zu den Freuden des Lebens. Deshalb wird die Lebensqualität durch Nahrungsmittelunverträglichkeiten oft gravierend eingeschränkt, insbesondere durch die resultierenden und oft komplexen Beschwerden innerhalb und außerhalb des Verdauungstraktes, aber auch durch die notwendigen Behandlungen.

Vor diesem Hintergrund ist eine sachlich fundierte und differenzierte Information und Aufklärung von Betroffenen von größter Wichtigkeit, um diesen eine Orientierung in der zuweilen verwirrenden, oft widersprüchlichen Vielfalt der Angebote an diagnostischen und therapeutischen Optionen und Maßnahmen zu ermöglichen. Das Spannungsverhältnis zwischen aufgekommen Modetrends in der Ernährung wie ‚functional food‘ und „frei von-Kost“, die durch kommerziell-interessierte Anbieter über Medien wie das Internet propagiert werden auf der einen Seite und einer Unterschätzung und Verharmlosung des individuellen Problems auf der anderen Seite, kann und muss durch seriöse und praktisch nutzbare Instrumente aufgelöst werden.

Hierzu zählt eindeutig das vorliegende Buch, dem man anmerkt, dass es von einem langjährig in der Erkennung und Behandlung von Nahrungsmittelunverträglichkeiten äußerst erfahrenen Autor verfasst wurde. Dr. Robert weiß, welche Erklärungen und Informationen für deren Verständnis und Behandlung unter Einbeziehung der Betroffenen selbst wichtig sind. Entsprechend werden hier die Verdauungsfunktionen und deren Störungen anschaulich erklärt, sowie die diversen Formen der Nahrungsmittelunverträglichkeiten verständlich dargestellt. Für die speziellen Störungen und Erkrankungen werden konkrete, praktisch umsetzbare Hinweise für den sinnvollen diätetischen Umgang gegeben, und die Optionen der medikamentösen und nicht-medikamentösen Therapie ausgewogen dargestellt. Die psychologische Dimension und alternative Erklärungen werden ebenfalls angemessen gewürdigt.

Eine besondere Stärke des vorliegenden Buches ist die gelungene Balance zwischen Umfang und Tiefe, sodass die dargestellten Themen für den Laien gut verständlich sind. Zudem ist die eindeutige sachliche Wertung der Angebote in der Diagnostik und Therapie hervorzuheben, die für Interessierte, Betroffene und Patienten ausgesprochen wertvoll ist. Diese Aspekte machen die Ausführungen auch zu einer reichhaltigen Fundgrube für alle behandelnden Disziplinen.

Berlin, im März 2016

Prof. Dr. Hubert Mönnikes

INHALT

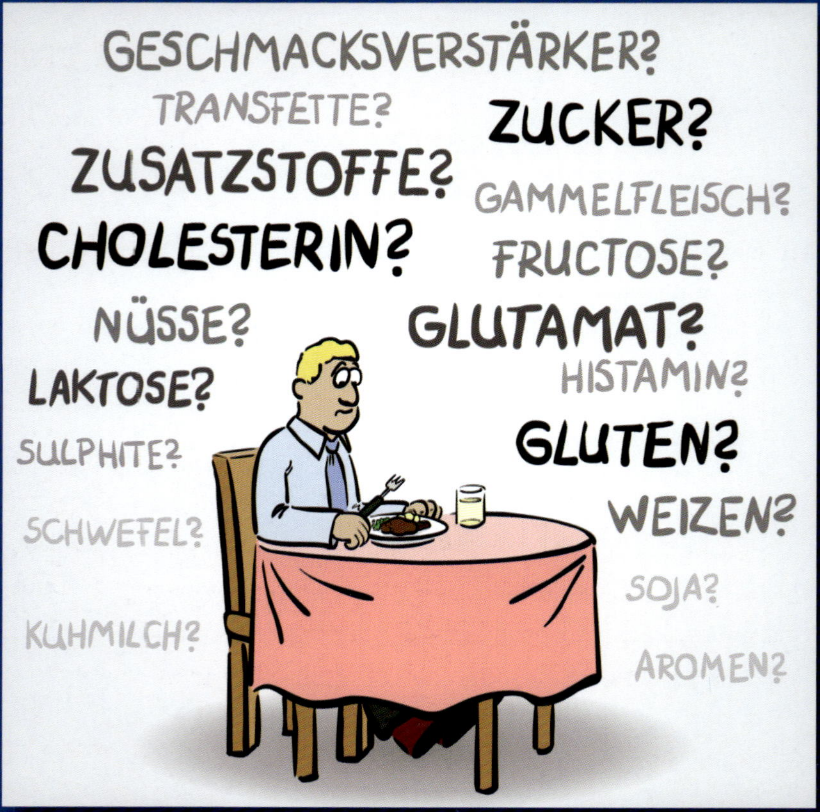
GESCHMACKSVERSTÄRKER?
TRANSFETTE?
ZUCKER?
ZUSATZSTOFFE?
GAMMELFLEISCH?
CHOLESTERIN?
FRUCTOSE?
NÜSSE?
GLUTAMAT?
LAKTOSE?
HISTAMIN?
SULPHITE?
GLUTEN?
WEIZEN?
SCHWEFEL?
SOJA?
KUHMILCH?
AROMEN?

1. Einleitung

Nahrungsmittelunverträglichkeiten betreffen, so heißt es, mehr als 20 % der Bevölkerung der Industrieländer und scheinen immer mehr an Bedeutung zu gewinnen.

Wie viele Menschen tatsächlich an einer Unverträglichkeit oder Allergie leiden, weiß man nicht so genau.

In der täglichen Praxis treffen wir Ärzte immer häufiger auf Patienten, die meinen, an einer Unverträglichkeit gegenüber Nahrungsmitteln zu leiden. Nicht selten haben sie bereits eine längere Odyssee mit Arztbesuchen hinter sich, ohne dass eine zufriedenstellende Diagnose gestellt werden konnte.

Nahrungsmittelallergien sind insgesamt nicht so häufig, wie man denkt, die Laktoseintoleranz ist mit 15 % in Deutschland recht häufig, die Fruktosemalabsorption soll bis zu 30 % der Bevölkerung betreffen, wobei es hier auch sehr milde Formen gibt, die nicht unbedingt bemerkt werden dürften.

Und die Zöliakie ist noch viel seltener (etwa 1:300), auch wenn sich immer mehr Menschen glutenfrei ernähren, weil sie einen Zusammenhang mit anderen Erkrankungen vermuten, wie etwa der Neurodermitis, oder der Ansicht sind – häufig ohne fundiertes Wissen – es würde ihren allgemeinen Gesundheitszustand verbessern.

Über die Histaminintoleranz gibt es unterschiedliche Angaben. Aufgrund ihrer oftmals diffusen Symptomatik und ihres komplexen Erscheinungsbildes ist sie eine für Arzt und Patient schwierig zu diagnostizierende und zu behandelnde Erkrankung. Ich persönlich bin der Ansicht, sie ist nicht so häufig, wie Patienten es glauben, aber häufiger, als Ärzte es vermuten.

2004 wurde eine Studie veröffentlicht, die im Auftrag des Bundesgesundheitsministeriums durchgeführt wurde. 35 % der befragten Berliner nahmen eine Nahrungsmittelunverträglichkeit an, tatsächlich ließ sie sich aber nur bei 10 % der subjektiv Betroffenen bestätigen.

In diesem Buch versuche ich einen verständlichen Überblick über dieses schwierige Thema für Betroffene zu geben. Einen besonderen Stellenwert nehmen im allgemeinen Teil die Grundlagen der Unverträglichkeiten ein. Welche Rolle spielen zum Beispiel der Darm, das Immunsystem und die Mastzellen. Naturgemäß können im Rahmen dieses Buches nicht alle Feinheiten allzu detailliert dargestellt werden – aber doch hoffentlich so, dass eine Basis geschaffen wird, um die Abläufe zu verstehen, die den Nahrungsmittelunverträglichkeiten zu Grunde liegen, die im speziellen Teil beschrieben werden. Ergänzt werden die einzelnen Kapitel durch relevante Tipps, die den Umgang mit dem jeweiligen Problem im Alltag erleichtern sollen.

Ein besonderes Anliegen war mir das Kapitel über die Nahrungsmittelallergien, die in den meisten Büchern über Unverträglichkeiten zu kurz kommen. Das komplexe Thema verständlich darzustellen, war eine große Herausforderung.

Dieses Buch soll kein Fachbuch für Ärzte sein. Da gibt es andere sehr gute Bücher, die allerdings einen erheblich größeren Umfang haben und sich mit Details beschäftigen, die für uns nicht entscheidend sind.

Es soll aber auch nicht zu oberflächlich mit der Thematik umgehen; die meisten Betroffenen und Interessierten verfügen ohnehin über beeindruckende Grundkenntnisse. Es ist also irgendwo „dazwischen" angesiedelt.

Ich habe einige namhafte Kollegen gebeten, einzelne Kapitel kritisch gegen zu lesen, mit jedem habe ich über die Materie ausführlich gesprochen. Dabei habe ich auch dazu gelernt und hoffe, dieses Buch trägt dazu bei, etwas Klarheit in die nicht immer leicht zu verstehende Thematik zu bringen.

Ich danke folgenden Kollegen für ihre Zeit und Mühe …

… für die Beschäftigung mit dem Kapitel Zöliakie/Gluten:
Dirk Lampe
Facharzt für Innere Medizin mit dem Schwerpunkt für Gastroentrologie
Bundesallee 104 – 105
12161 Berlin

… für das Kapitel über die Störungen der Kohlenhydrataufnahme:
Prof. Dr. med. Hubert Mönnikes
Chefarzt der Klinik für Innere Medizin
Martin-Luther-Krankenhaus
Caspar-Theyß-Str. 27-31
14193 Berlin

Besonders danke ich für die Auseinandersetzung mit dem auch für mich nicht leichten Kapitel über die Nahrungsmittelallergien:

Frau Dr. med. Uta Rabe
Chefärztin des Zentrums für Allergologie und Asthma
Johanniter-Krankenhaus
Johanniterstr. 1
14929 Treuenbrietzen

Dass Krankheit und Psyche nicht voneinander zu trennen sind, ist keine neue Erkenntnis. Auch wenn ich dieses Problem gerne ausführlicher behandelt hätte, so war der Austausch mit einer psychologischen Psychotherapeutin sehr lehrreich.
Diplom-Psychologin Alisa Goldman
Durlacher Str. 15
10715 Berlin

Katja Herzke danke ich für das Redigieren des Manuskripts und den großmütigen Umgang mit meinen sprachlichen Unzulänglichkeiten.

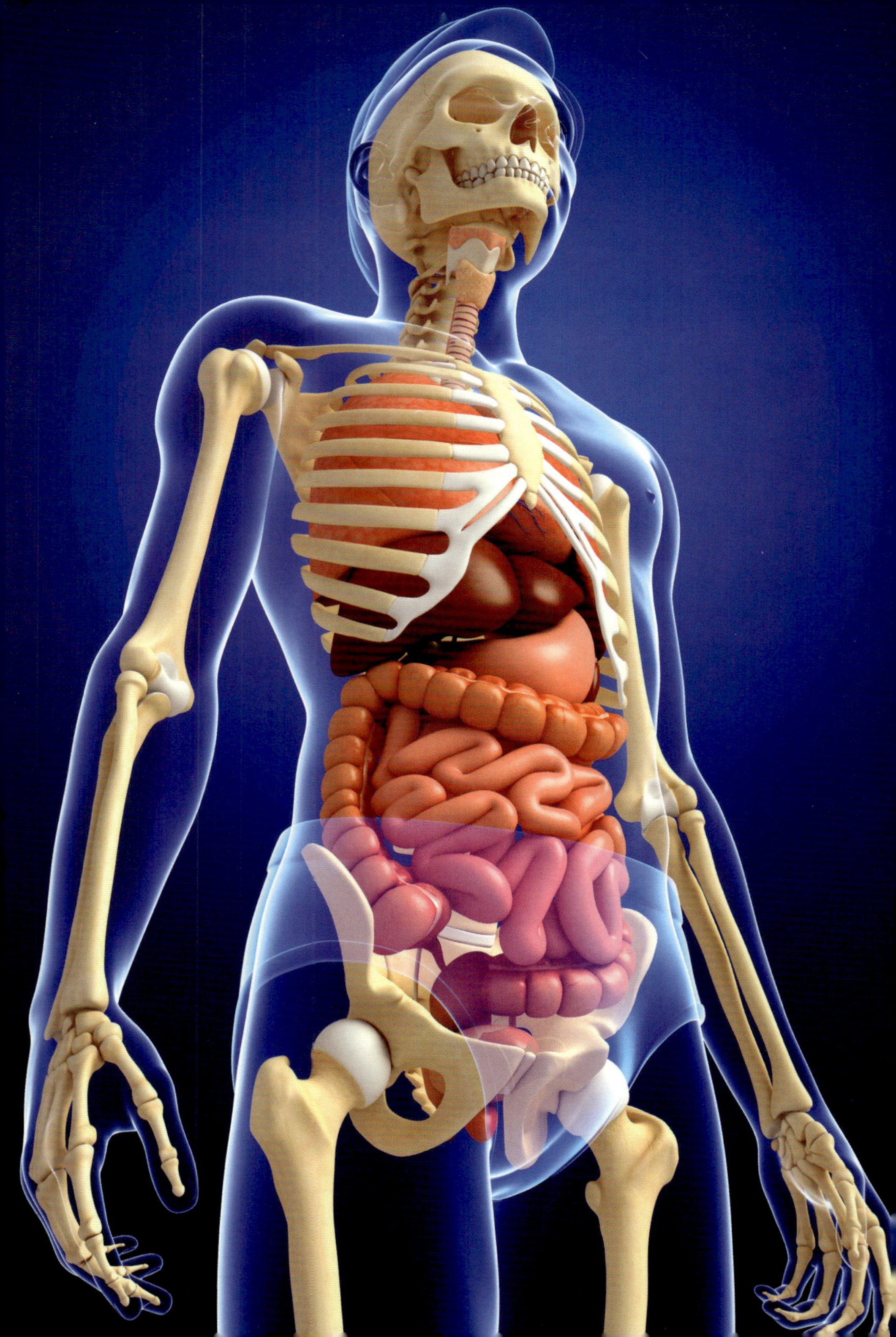

2. Die Nahrungsmittelunverträglichkeiten – eine Übersicht

Als Nahrungsmittelunverträglichkeit bezeichnet man verschiedene Beschwerden, die im Zusammenhang mit der Nahrungsaufnahme stehen, aber unterschiedliche Ursachen haben.

Es handelt sich also um einen Oberbegriff für eine Reihe von Störungen. Unverträglichkeitsreaktionen auf Nahrungsmittel sind sehr häufig. Nun sind nicht alle Reaktionen auch echte Unverträglichkeiten.

Intoxikationen durch den Verzehr kontaminierter oder per se giftiger Nahrungsmittel können jeden Menschen betreffen, sofern die Dosis nur hoch genug ist. Beispielhaft seien hier Salmonelleninfektionen oder der Verzehr von bestimmten Pilzen genannt (Knollenblätterpilze).

Wenn jemand z. B. Pommes frites konsumiert, die in ranzigem Fett zubereitet wurden, und anschließend die Nacht damit verbringt sich zu übergeben, fällt das in die Kategorie Nahrungsmittelunverträglichkeit, weil Bakterien zu einer drastischen Reaktion des Verdauungstraktes geführt haben und dies eine toxische Reaktion darstellt. Es würde aber niemand auf die Idee kommen, hier eine weiterführende Diagnostik durchzuführen, wenn die Beschwerden innerhalb weniger Stunden abklingen.

Alkohol wirkt in höherer Dosierung ebenfalls toxisch, wobei die Folgen am nächsten Morgen meist notgedrungen in Kauf genommen werden.

Die toxischen Reaktionen sind für uns nicht so relevant, beschäftigen wir uns mit den anderen, die für manche Verwirrung, viele Fragen und interessante Diskussionen sorgen.

Wenn das Immunsystem eine Rolle spielt

Viele Patienten setzen die unmittelbare Reaktion des Körpers auf die Zufuhr eines oder mehrerer Nahrungsmittel mit einer allergischen Reaktion gleich. Eine Intoleranz (siehe weiter unten) wäre meist wahrscheinlicher, kommt aber zunächst den wenigsten in den Sinn.

„Ich habe eine Allergie auf XY", hört man in der ärztlichen Praxis also recht häufig.

Erschwerend sind oft der diffuse Symptomekomplex sowie ungenaue Angaben über mögliche Zusammenhänge mit Nahrungsmitteln, die dem Arzt das (diagnostische) Leben schwer machen. Symptome, die nicht den Verdauungstrakt betreffen, können ebenfalls auftreten, das können klar abgrenzbare Erscheinungen, wie ein Hautausschlag sein, aber auch allgemeine Beschwerden wie etwa Müdigkeit oder Abgeschlagenheit.

Eine echte Allergie ist die Reaktion des körpereigenen Immunsystems auf bereits winzige Mengen eines bestimmten Nahrungsmittels (üblicherweise Eiweißmoleküle) oder andere inhalative (eingeatmete) Allergene, wie z. B. Pollen, Gräser, Hausstaubmilben etc.

Diese Reaktion im Sinne einer Antikörper/Antigenreaktion findet **sofort** nach Kontakt mit dem auslösenden Allergen statt, deswegen nennt man sie dementsprechend auch „**Allergie vom Soforttyp**" bzw. Typ-I-Allergie.

Die Zöliakie gehört auch zur Gruppe der immunologischen Nahrungsmittelunverträglichkeiten, wenngleich hier andere Antikörper eine Rolle spielen und der Mechanismus ein anderer ist. Sie ist eine Autoimmunerkrankung und führt zu einer chronischen Entzündung der Darmschleimhaut.

Wenn das Immunsystem keine Rolle spielt

Bei einer Intoleranz hingegen ist das Immunsystem nicht involviert, hier besteht eine Unfähigkeit des Körpers, bestimmte Nahrungsbestandteile zu verarbeiten.

Verarbeitung bedeutet

1. die Aufspaltung dieser Nahrungsbestandteile im Darm, damit diese
2. über die Darmschleimhaut in das Blut aufgenommen werden können.

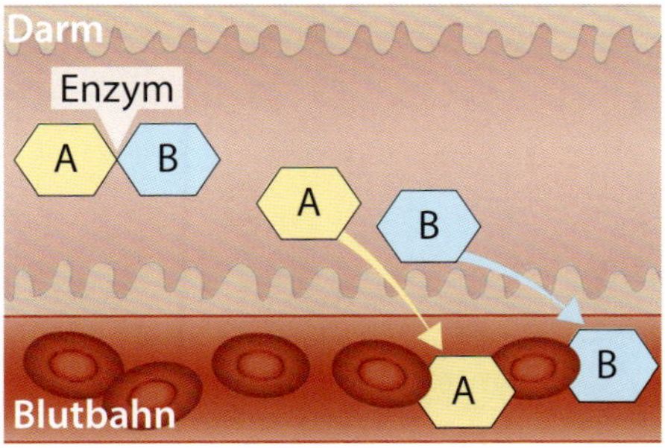

Defekte können auf verschiedenen Ebenen stattfinden.

Entweder die Aufspaltung eines Nahrungsbestandteils ist beeinträchtigt, weil das entsprechende Enzym (ein Eiweiß, das Reaktionen beschleunigt oder in Gang setzt) völlig oder teilweise fehlt, oder es weist eine fehlerhafte Funktion auf, dann kann es nicht richtig verarbeitet werden und führt zu Beschwerden.

Beispielhaft sei hier das Enzym Laktase genannt, das den Milchzucker (Laktose, 2fach-Zucker) aufspaltet, der sich in jeder Art von Milch (außer Soja) befindet, und dessen Fehlen oder verminderte Aktivität eine Milchzuckerunverträglichkeit (Laktoseintoleranz) hervorruft.

Manchmal ist nicht die Aufspaltung das Problem, sondern der Transport durch die Darmschleimhaut ist gestört, so wie bei der Fruktosemalabsorption, die auch fälschlicherweise Fruktoseintoleranz genannt wird.

Denn es liegt kein Enzymdefekt vor, sondern ein Transporter, der den Durchtritt des Fruchtzuckers durch die Zellmembran ermöglicht, ist

überlastet oder gestört. In diesem Fall gelangt der Fruchtzucker nicht in ausreichender Menge aus dem Darm in die Blutbahn.

> Es gibt also Nahrungsmittelunverträglichkeiten **mit** Beteiligung des Immunsystems und **ohne** Beteiligung des Immunsystems!

Die nichtimmunologischen Nahrungsmittelunverträglichkeiten sind wesentlich häufiger und beruhen auf unterschiedlichen Mechanismen, die nicht immer leicht voneinander abzugrenzen sind. Zu ihnen gehören vor allem die Störungen, die den Kohlenhydratstoffwechsel, insbesondere Laktose und Fruktose betreffen, aber auch die Histaminintoleranz sowie andere Ursachen. Auch Reaktionen auf Lebensmittelzusatzstoffe finden sich in dieser Gruppe wieder.

Einfache Übersicht der Nahrungsmittelunverträglichkeiten	
Immunologisch vermittelte NMU	**Nicht immunologisch vermittelte NMU**
– Zöliakie – Nahrungsmittel-allergien	– Laktoseintoleranz – Fruktosemalabsorption – Sorbitintoleranz – Histaminintoleranz – Pseudoallergien – Weizensensitivität – psychosomatisch – infektiös – Pseudoallergien

3. Grundlagen

Beschäftigt man sich mit Nahrungsmittelunverträglichkeiten, ist es wichtig die Grundlagen zu kennen. Nur dann wird man in der Lage sein, sich ein Bild von den Vorgängen im Körper zu machen, und die Mechanismen verstehen, die bei den verschiedenen Formen der Unverträglichkeiten eine Rolle spielen. Im Folgenden gebe ich einen Überblick über die wesentlichen Beteiligten und Schauplätze.

Das Verdauungssystem

Nachdem die Nahrung im Mund zerkleinert und durch das Sekret der Speicheldrüsen in kleinere Bausteine aufgespaltet worden ist, gelangt es in den Magen. Dort durchmischt säurehaltiger Magensaft den Speisebrei, wodurch Krankheitserreger abgetötet werden und die Aufspaltung der Eiweiße beginnt. Auch eiweißhaltige Allergene werden hier zerstört. Anschließend gelangt der Speisebrei in den ersten Abschnitt des Dünndarms, den Zwölffingerdarm (Duodenum).

Die Verdauungsorgane des Menschen

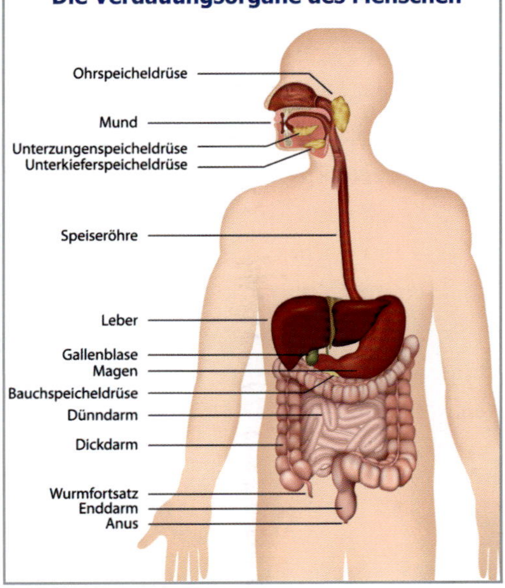

Der Darm – ein Überblick

Im Laufe unseres Lebens nehmen wir durchschnittlich 40 Tonnen Nahrung und 50.000 Liter Flüssigkeit auf. Die Nahrung liefert uns die Energie, die wir zum Leben benötigen.

Im Duodenum und im oberen Dünndarm werden die energieliefernden Nährstoffe Fette, Kohlenhydrate und Proteine aufgespalten (durch Enzyme, Bauchspeicheldrüsensekret und Gallenflüssigkeit) sowie die Bestandteile in die Blutbahn bzw. Lymphe aufgenommen.

Um diese Aufnahme (Resorption) optimal zu ermöglichen, ist die Oberfläche des Dünndarms fingerförmig ausgestülpt und bildet so Falten. Auf ihnen sitzen Zotten und auf diesen wiederum Mikrozotten, so gelingt eine Vergrößerung der Oberfläche auf ca. 200 qm, obwohl neuere Untersuchungen die Oberfläche eher auf 30 bis 40 qm schätzen, was immer noch groß genug ist, um diese erstaunliche Funktion zu gewährleisten.

Der Dünndarm hat mit seinen vielen Zotten den weitaus größten Anteil an der Darmoberfläche – fast 90 %! Auf 1 Quadratzentimeter Dünndarmschleimhaut befinden sich ca. 3.000 Zotten und 1,5 Milliarden Mikrozotten.

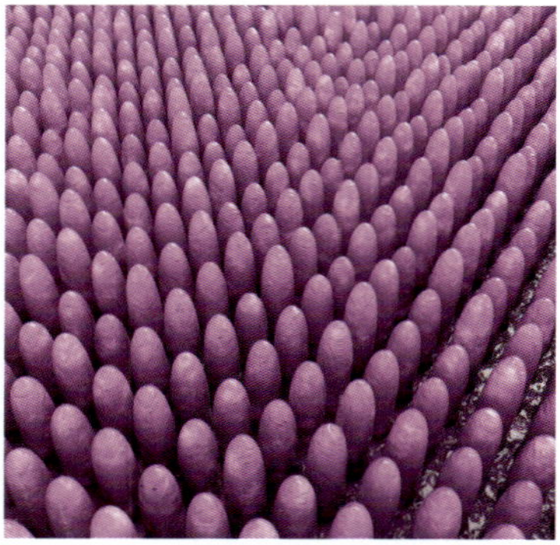

Eine weitere wichtige Funktion ist die Wasseraufnahme: Im Dünndarm wird dem Nahrungsbrei 80 % des Wassers entzogen, wobei im oberen Dünndarm die stärkste Wasserresorption stattfindet. Insgesamt werden ca. 9 Liter Flüssigkeit dem Nahrungsbrei entzogen, die zu ca. 2 Liter aus der Trinkmenge und der Nahrung sowie zu ca. 7 Liter aus den körpereigenen Sekreten besteht. Auf den letzten 10 bis 15 cm des Dünndarms, dem terminalen Ileum, werden vor allem Gallensäuren und Vitamin B_{12} resorbiert.

Außerdem produziert der Dünndarm Hormone, wie Gastrin, Glucagon u. a., die für die Koordination der Verdauung und den Körperstoffwechsel eine wichtige Rolle spielen.

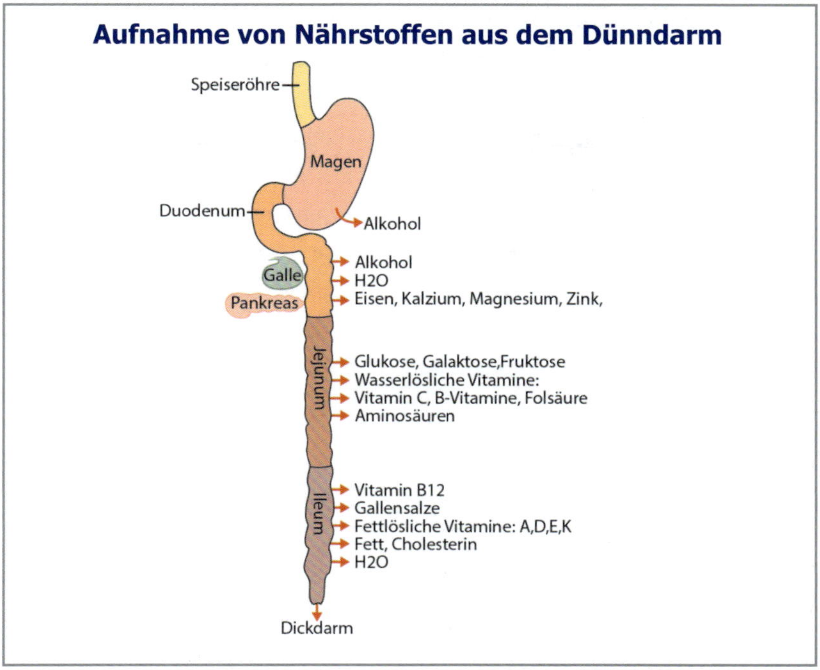

In der Schleimhaut des Dünndarms finden sich Anhäufungen von Lymphozyten, die sog. Peyerschen Plaques, die das „darmassoziierte Immunsystem“ bilden. Dieses hat eine große Bedeutung nicht nur zur Abwehr von giftigen Substanzen und Bakterien, sondern wird auch benötigt, um physiologische Darmbakterien (also die, die in unserem Darm gewünscht sind und die wir für unser Wohlergehen brauchen) sowie eigene Körperzellen nicht als Bedrohung zu betrachten.

Im Gegensatz zum Dickdarm ist der Dünndarm nahezu steril, es befinden sich hier also nur relativ wenig Bakterien.

Sollte es im Dünndarm zu einer Überwucherung mit Bakterien kommen (SIBO = *Syndrome Of Bacterial Overgroth oder Bakterielle Fehlbesiedlung*), können Durchfall, Blähungen und Bauchkrämpfe die Folge sein (siehe Kapitel „Was kann es noch sein?“).

Im Dickdarm wird der Nahrungsbrei durch zusätzlichen Entzug von ca. 1,5 Liter Wasser weiter eingedickt. Hier spielt dann die Darmflora eine entscheidende Rolle – eine „Gemeinschaft" von Mikroorganismen, die mit dem Menschen in einer Wechselbeziehung existiert, profitiert von den Nährstoffen, die mit dem Nahrungsbrei aus dem Dünndarm kommen. Andererseits beeinflussen die Bakterien u.a. unser Immunsystem, versorgen uns mit Vitaminen und unterstützen die Verdauung von Nahrungsbestandteilen.

Bei einem gesunden Erwachsenen besteht dieses Ökosystem aus 10 hoch 12 Bakterien pro Milliliter Nahrungsbrei! Insgesamt befinden sich 10 Mal mehr Bakterien im Dickdarm, als der menschliche Körper Zellen hat.

Insbesondere der obere Dünndarm ist für das Verständnis der Entstehung von Nahrungsmittelunverträglichkeiten von Interesse.

In diesem Bereich spielen sich die Störungen der Aufspaltung des Milchzuckers (Laktoseintoleranz) oder des Transports von Fruchtzucker (Fruktosemalabsorption) ab. Hier kommt es zu einer entzündlichen Schädigung der Darmschleimhaut durch Gluten (Zöliakie) und führt die vermehrte Freisetzung von Histamin bzw. eine Einschränkung der Aktivität der Diaminoxidase zu dem Bild der Histaminintoleranz.

Das Bauchhirn (enteritisches Nervensystem)

Der Darm ist in seiner Gesamtheit zwar auch von den Einflüssen des vegetativen Nervensystems abhängig, er verfügt aber über ein eigenes Geflecht aus ca. 200 Millionen Nervenzellen, das wichtige Darmfunktionen kontrolliert, z. B. die Darmbewegung, die Aufnahme und Abgabe verschiedener Stoffe und auch die Immunfunktion.

Es ist auch in der Lage Informationen vom Darm zum Großhirn zu schicken und so verschiedenste Reaktionen hervorzurufen. Eine besondere Rolle kommt dem enteritischen Nervensystem bei Patienten mit Reizdarm zu. Laut Prof. Michael Scheman, Ordinarius für Humanbiologie an der TU München, reagiert das zentrale Nervensystem wohl sensibler auf die Informationen des Darms und die Patienten leiden neben Bauschmerzen und Stuhlunregelmäßigkeiten auch vermehrt unter Ängsten, Depressionen oder Migräne.

Der zu durchlässige Darm („Leaky gut")

Die Schleimhaut des Darms als innere Grenzfläche zur Außenwelt ist täglich einer Vielzahl von Belastungen ausgesetzt. Zu diesen gehören neben möglichen Krankheitserregern auch Allergene, Schadstoffe, Schwermetalle oder Medikamente.

Damit diese Belastungen nicht in den Körper eindringen können und zu Schäden führen weist der Darm neben seinem in der Schleimhaut lokalisierten Immunsystem und Mikrobiom (Gesamtheit der im Darm lebenden Bakterien) sogenannte „Tight junctions" zwischen den einzelnen Zellen der Darmschleimhaut auf, die ein Eindringen von schädigenden Substanzen oder Erregern verhindern.

Diese Tight junctions sind Eiweiße, die die Zellzwischenräume verschließen und so eine normalerweise undurchdringliche Barriere bilden. Diese Barrierefunktion kann dennoch durch bakterielle und virale Infektionen, verschiedene Entzündungsvorgänge durch Allergene und verschiedenste Schadstoffe herabgesetzt werden.

Auch Hirntraumata und Stress können die Barriere auflockern. Es kommt zu einer Entzündungsreaktion mit Gewebeschädigung in den unter der Oberfläche liegenden Schichten des Darms und einer gestörten Nährstoffaufnahme.

Die Entzündung kann unter Umständen auf den gesamten Körper übergreifen und verschiedene Organsysteme betreffen. Rheumatische Erkrankungen, Herz-Kreislauferkrankungen, Allergien, Autoimmunerkrankungen, ein Reizdarmsyndrom oder chronisch-entzündliche Darmerkrankungen (Morbus Crohn, Colitis ulcerosa) sind die Folge. Auch bei der Zöliakie spielt der zu durchlässige Darm eine wesentliche Rolle.

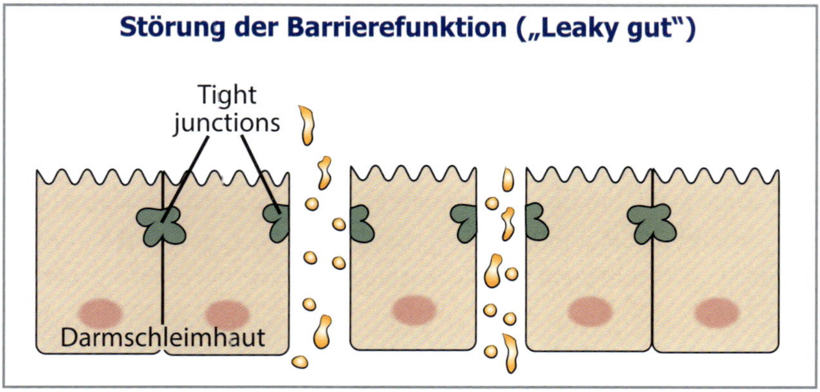

In der Vorstellungswelt vieler naturheilkundlich orientierter Menschen stellt der Darm eine vermeintliche Quelle unterschiedlichster körperlicher Beschwerden dar. Pilze im Darm, Entschlackung, Einläufe (als Hydrocolontherapie pseudowissenschaftlich benannt) und Entgiftung sind von Patienten häufig genannte Themen im Zusammenhang mit ihren Beschwerden.

Weil die Schulmedizin auch nach eingehender Diagnostik oft nicht mehr anbieten kann als eine „funktionelle Störung", wahlweise als Reizdarm oder Stressfolge bezeichnet, suchen nicht wenige Patienten mit unklaren Magen-Darm-Problemen Rat und Hilfe bei Heilpraktikern oder Alternativmedizinern, die den Vorteil haben, sich nicht mit Studien, wissenschaftlicher Datenlage, Richtlinien und anderen Einschränkungen abgeben zu müssen.

Meist konzentriert sich die „Therapie" auf den Dickdarm, hier wird grundsätzlich eine „Darmsanierung" empfohlen. Auch die erwähnte „Hydrocolontherapie" wird gerne durchgeführt, der Dünndarm allerdings, wo sich eigentlich der wichtigste Teil der Verdauung abspielt, bleibt für diese Art der Therapie unerreicht.

Das Immunsystem – ein kurzer Überblick

Das körpereigene Immunsystem ist ein ziemlich komplexes System, bestehend aus unspezifischen und spezifischen Abwehrmechanismen.

Zur **unspezifischen Abwehr** gehören der Säureschutzmantel der Haut, der saure Magensaft und auch Sekrete, die auf der Oberfläche von Schleimhäuten zu finden sind. Gelingt es einem Erreger diese erste Barriere zu durchbrechen, steht eine erste Eingreiftruppe aus Zellen bereit, die den Eindringling am Ort des Geschehens unschädlich machen soll, es findet also eine lokale Reaktion statt. Es handelt sich im Wesentlichen um Makrophagen („Fresszellen") und neutrophile Granulozyten, eine Untergruppe der weißen Blutkörperchen.

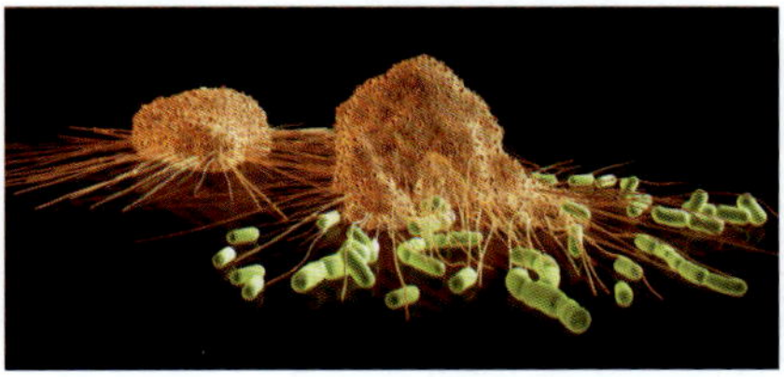

Diese Zellen interessiert nicht so sehr, wer oder was da zum Beispiel über eine Wunde in den Körper eindringt. Sie werden über chemische Botenstoffe angelockt, umschließen den Eindringling und bauen ihn ab. Die Zellen haben allerdings kein Gedächtnis und können sich nicht merken, wen sie „um die Ecke gebracht" haben. Deshalb reagieren sie immer auf dieselbe Art und Weise gegen Eindringlinge.

Wenn das nicht ausreicht, übernimmt die **spezifische Abwehr**, die B- und T-Lymphozyten, die gezielt gegen bestimmte Erreger wirken, das Kommando.

Die T-Lymphozyten erkennen körperfremde Strukturen (Antigene), wenn sie von körpereigenen Zellen auf ihrer Oberfläche präsentiert werden. Sie sorgen dann dafür, dass die entsprechenden kranken oder veränderten Zellen entfernt werden. Den B-Lymphozyten kommt dabei die Aufgabe der Antikörperproduktion zu. Diese Antikörper bzw. Immunglobuline sind Eiweiße, die für die Abwehr zuständig sind. Es gibt eine Reihe von

Immunglobulinen, die unterschiedliche Aufgaben haben bzw. gegen verschiedene Erregertypen wirken.

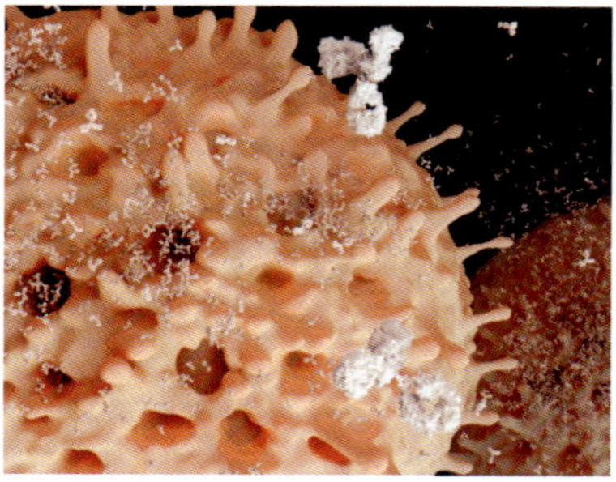

Antikörper befinden sich an der Oberfläche von Zellen und reagieren mit bestimmten Teilen des Antigens.

Sie weisen einen typischen Aufbau auf: zwei schwere und zwei leichte Ketten, die so miteinander verknüpft sind, das sie wie ein Ypsilon aussehen.

Beide Ketten weisen an ihrem vorderen Teil einen beweglichen Anteil auf, der sich mit dem Antigen verbindet.

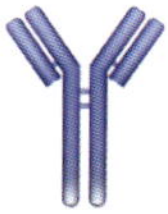

Die verschiedenen Klassen der Immunglobuline werden nach der GAMDE-Einteilung mit Buchstaben bezeichnet. Das sogenannte IgG kommt am häufigsten vor, es wird ca. 3 Wochen nach einer Erstinfektion gebildet und zeigt an, dass ein Kontakt stattgefunden hat. Bei einem erneuten Kontakt wird es sofort produziert und verhindert so den wiederholten Krankheitsausbruch. Das IgM wird als Erstes produziert, wenn ein fremder Erreger in den Körper gelangt. Es sinkt einige Wochen nach der Infektion ab.

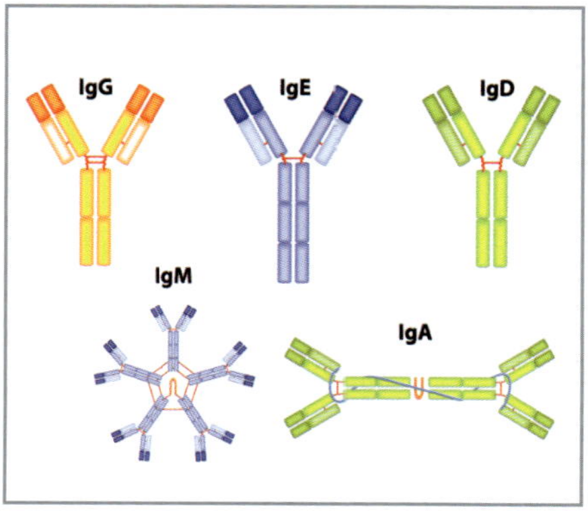

Von den Antikörpern interessiert vor allem das sogenannte Immunglobulin E (oder einfach nur IgE).

Es spielt eine Rolle bei Allergien und parasitären Infektionen.

IgE-Antikörper werden im Lymphgewebe gebildet, das in

der Nähe der Atemwege und des Magen-Darm-Trakts liegt. Von dort gelangen die Antikörper ins Blut. IgE ist nur in winzigen Mengen nachweisbar. Weniger als 1% aller Immunglobuline sind IgE.

IgE-Antikörper befinden sich an der Oberfläche von Mastzellen, die in ihrem Inneren Histamin enthalten. Kommen Allergene mit IgE in Kontakt, findet die Ausschüttung von Histamin aus den Mastzellen statt und setzt eine allergische Reaktion in Gang. Eigentlich sollten Antikörper nur Eindringlinge erkennen, die von außen in den Körper gelangen und Probleme machen könnten.

Bei einer Allergie reagiert das Immunsystem nicht angemessen auf fremde Bestandteile und reagiert unverhältnismäßig heftig, es kommt zu einer sogenannten überschießenden Immunantwort. Das ist die klassische Typ-1-Allergie vom Soforttyp.

Es gibt aber auch eine verzögerte Reaktion, ohne IgE-Beteiligung, die nach Stunden bis Tagen auftritt und daher nur selten zielführende Hinweise auf das verursachende Nahrungsmittel liefert. Bei chronischen, unspezifischen Beschwerden oder Hautekzemen sollte man an eine solche durch T-Zellen vermittelten sogenannten Typ-IV-Reaktion vom Spättyp denken. Der Nachweis kann über den Lymphozytentransformationstest erfolgen.

Jedes aufgenommene Nahrungsmittel hinterlässt seine Spuren in Form eines Kontakts mit den Antikörpern vom IgG-Typ. Da im Laufe eines Lebens ziemlich viel gegessen wird, sind natürlich sehr viele IgG-Antikörper nachweisbar.

Ein positiver IgG-Nachweis bedeutet, dass ein Kontakt mit dem entsprechenden Nahrungsmittel stattgefunden hat (bzw. mit einem bestimmten Eiweißanteil). Es bedeutet nicht, dass eine Allergie besteht! Daher sind IgG-Bestimmungen zum Nachweis einer Allergie nicht sinnvoll.

Die Mastzelle – einfach, aber wirksam

Aufgrund ihrer Sonderstellung widme ich der Mastzelle ein eigenes kurzes Kapitel. Sie spielt vor allem bei den Nahrungsmittelallergien und der Histaminintoleranz eine Rolle. Die Mastzelle ist die Vorhut des Immunsystems und der klassische Einzelgänger. Sie ist keine hochspezialisierte Zelle wie der Lymphozyt, dennoch beseitigt sie 90 % aller Bakterien, ohne dass die Zellen der spezifischen Abwehr aktiv werden müssen. Sie hat eine wichtige Rolle in der Steuerung des Immunsystems, Störungen ihrer Funktion können krank machen. Die Mastzelle ist eine spannende Zelle.

Prof. Maurer vom Allergie-Centrum der Berliner Charité bezeichnet sie als „die tödlichste Zelle des ganzen Körpers" und verdeutlicht so ihre zentrale Rolle beim allergischen Schock, der Extremreaktion des menschlichen Körpers im Rahmen einer Allergie.

Der sogenannte anaphylaktische Schock ist die Maximalreaktion einer allergischen Reaktion, also der Überempfindlichkeitsreaktion des Immunsystems auf eine bestimmte Substanz, und akut lebensbedrohlich. Dringt nach einem vorher stattgefundenen Erstkontakt das Antigen erneut ein, werden die gebildeten Antikörper sofort freigesetzt. Durch die folgende Antigen-Antikörper-Reaktion werden bestimmte Botenstoffe freigesetzt (z. B. Histamin, Serotonin u. a.), welche die typische Reaktion hervorrufen. Die allergische Reaktion manifestiert sich meist innerhalb von Sekunden bis Minuten nach dem Kontakt. In der Folge kommt es nach kurzen Symptomen wie Jucken, Hitzegefühl, Schluckbeschwerden, Schweißausbrüchen und Luftnot zu einem Kreislaufschock durch eine Erweiterung der Blutgefäße.

Mastzellen gehören zu den weißen Blutkörperchen und sind ein wichtiger Teil der Immunreaktion des Körpers. Sie werden im Knochenmark gebildet und sind aktiv beweglich, das heißt sie können durch umliegendes Gewebe wandern und gelangen so dorthin, wo eine direkte Auseinandersetzung mit der Umwelt stattfindet. Die Mastzelle besitzt auch nicht-immunologische Funktionen, so bei der Wundheilung der Gewebeentwicklung, der Neubildung von kleinen Gefäßen und dem Stoffwechsel des Fettgewebes um nur einige zu nennen.

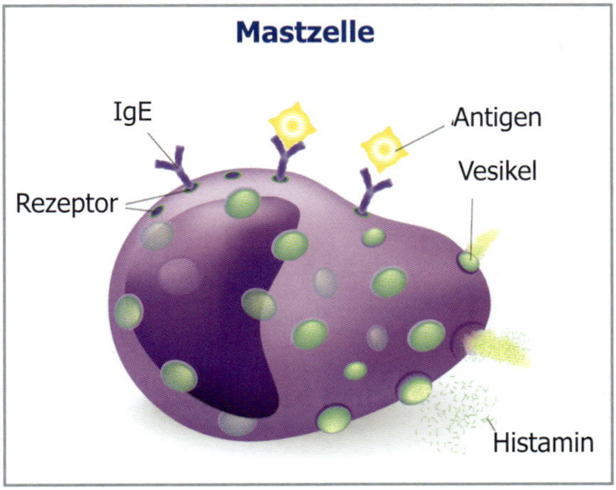

Um so schnell wie möglich am Zielort zu sein, befinden sich Mastzellen vor allem in den Schleimhäuten und in der Nähe von Gefäßen.

In 1 mm^3 Haut finden sich 7.000 bis 10.000 Mastzellen, auch hier vorwiegend um Kapillaren, Lymphgefäße und Nerven gruppiert. Im Inneren der Mastzelle befinden sich mehrere hundert Vesikel (Bläschen), die Histamin enthalten, das nach Freisetzung im Rahmen einer Verletzung zu einer Erweiterung der Blutgefäße führt.

Im Falle einer Entzündung ist eine lokale Reaktion mit Rötung, Schwellung und Juckreiz die Folge. Ursprünglich dachten Wissenschaftler, die Vesikel enthielten gespeicherte Nährstoffe („gemästete Zellen"), so kam die Mastzelle zu ihrem Namen (Ehrlich, 1879).

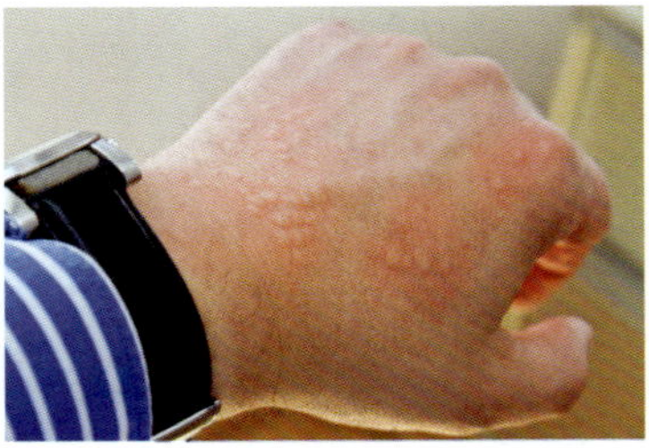

Bei Allergien wird Histamin ausgeschüttet, nachdem die IgE-Rezeptoren auf der Oberfläche der Mastzelle sich mit dem Allergen verbunden haben.

Mastzellen spielen außerdem eine Rolle bei verschiedenen chronischen

Erkrankungen wie der Schuppenflechte (Psoriasis), bestimmten Autoimmunerkrankungen (Slerodermie) und dem chronischen Ekzem.

Die **Mastozytose** ist eine seltene Erkrankung, bei der es zu einer Vermehrung der Mastzellen in der Haut (kutane Form) oder in inneren Organen kommt (systemische Form). Die systemische Mastozytose tritt im Erwachsenenalter auf, die kutane Form kann auch Kinder betreffen.

Beim Mastzellaktivierungssyndrom, dessen Bedeutung man zunehmend erkennt, führt eine unkontrollierte Freisetzung von Histamin und weiteren Botenstoffen aus überaktiven Mastzellen zu vielfältigen Beschwerden. Zudem werden auch gesunde Mastzellen durch die krankhaften Mastzellen aktiviert, so dass eine Kettenreaktion entsteht (siehe auch Kapitel Pseudoallergien/Histaminintoleranz).

4. Welche Beschwerden können auftreten?

In der Medizin gibt es im Prinzip keine „beweisenden“ Symptome. Kaum jemals ist es möglich, von der Beschwerdesymptomatik eines Patienten sofort auf den Ursprung seiner Erkrankung zu schließen. Somit ist die Erfahrung ein wesentlicher Bestandteil der ärztlichen Diagnostik.

Die vielfältige Symptomatik kann Arzt wie Patient verwirren. Zudem können die Beschwerden besonders im Fall der Intoleranzen bei unterschiedlichen Mengen auftreten. So verträgt ein Patient mit Laktoseintoleranz seinen Latte Macchiato noch problemlos, ein anderer bekommt Bauchkrämpfe und Durchfall bereits nach einer geringen Menge Milch.

Nicht umsonst vergehen zum Teil Jahre bis bei manchen Patienten im Erwachsenenalter eine Zöliakie festgestellt wird, weil es keinen typischen Verlauf gibt und die Beschwerden als Reizdarm oder psychosomatisch interpretiert werden.

Zunächst die wichtigste Frage: Stehen die vom Patienten angeführten Beschwerden tatsächlich im Zusammenhang mit der Ernährung?

Stehen Verdauungsbeschwerden im Vordergrund?

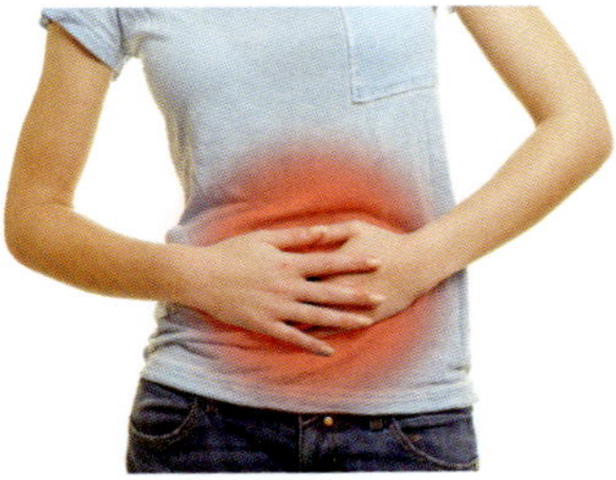

Die Verdachtsdiagnose einer Laktoseintoleranz dürfte aufgrund der abdominellen Symptomatik (Blähbauch, Bauchschmerzen, Durchfall) nach Aufnahme von Milch und Milchprodukten keine Schwierigkeiten bereiten. Nahrungsmittelintoleranzen gehen häufig mit Blähungen,

Bauchkrämpfen und Durchfällen einher. Auch an eine Fruktosemalabsorption sollte immer gedacht werden, insbesondere wenn allgemeinere Symptome wie Müdigkeit, Abgeschlagenheit auftreten.

Im Gegensatz hierzu können die Symptome bei der Zöliakie sehr unterschiedlich sein. Patienten können beschwerdefrei sein oder schwerste Mangelerscheinungen aufweisen. Nur 10 bis 20 % der Zöliakiepatienten entwickeln das typische Bild mit überwiegend Magen-Darm-Beschwerden. Nahrungsmittelallergien können sich auch durch Verdauungsbeschwerden äußern, hierbei würde man aber eher noch allergietypische Symptome wie Juckreiz, Ausschlag, Gesichtsrötung oder Urtikaria (Nesselsucht) erwarten.

Die Histaminintoleranz macht sich durch eine Vielzahl von Symptomen bemerkbar, häufig auch durch Blähungen und Durchfälle. Das „bunte Bild" von verschiedenen Beschwerden kann auf diese schwer zu diagnostizierende Erkrankung hinweisen. Prinzipiell kann sich jede Erkrankung über den Verdauungstrakt manifestieren. Auch funktionelle Störungen wie das Reizdarmsyndrom, chronisch entzündliche Darmerkrankungen wie Morbus Crohn oder Colitis ulcerosa, bakterielle Infektionen, um nur einige zu nennen, sollten stets in die Überlegungen mit einbezogen werden.

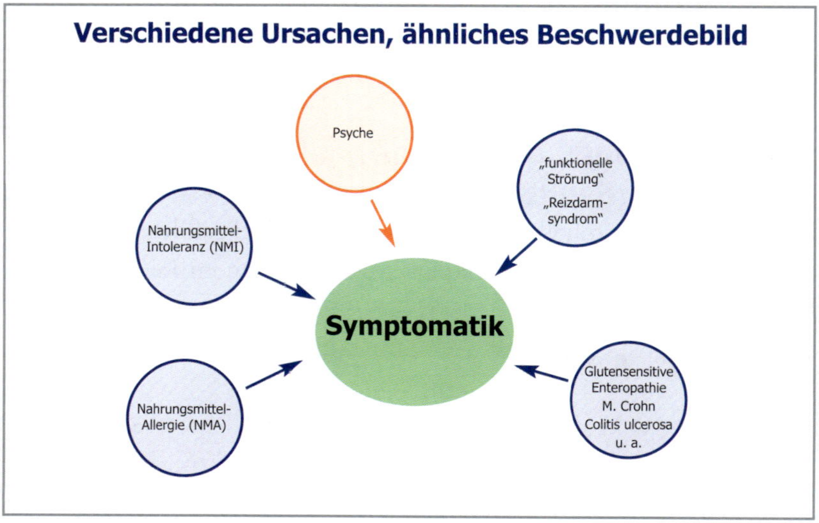

Handelt es sich um Verdauungsprobleme (z. B. Blähungen, Bauchkrämpfe oder Durchfall), wie sie bei einer Nahrungsmittelunverträglichkeit erwartbar wären? Oder treten Hauterscheinungen auf (Gesichtsrötung, Kopfschmerzen, Kratzen im Hals), was auf eine allergische Ursache hindeuten könnte? Unspezifische Symptome wie Müdigkeit, Abgeschlagenheit, leichte Erschöpfung werden nicht selten beklagt und können ein Hinweis auf eine Depression oder eine somatoforme Störung sein, können aber immer begleitend bei jeder Erkrankung auftreten. Viele Patienten interpretieren den Zusammenhang zwischen Nahrungsaufnahme und Beschwerden als eine „Allergie".

Nahrungsmittelallergien machen jedoch nur 2 bis 5 % der Unverträglichkeiten aus. Viel eher sollte man an eine Laktoseintoleranz oder eine Fruktosemalabsorption denken, die neben einer gastrointestinalen Symptomatik besonders zu unspezifischen Beschwerden neigen.

Das Führen eines Ernährungstagebuchs kann sehr hilfreich sein.

Zu diesem Zweck dokumentiert der Betroffene seine Ernährung über mehrere Tage sehr genau, insbesondere natürlich seine Beschwerden, sodass unter Umständen ein Zusammenhang erkennbar wird.

Wie führt man ein Ernährungsprotokoll?

Ein Ernährungsprotokoll sollte zwei Wochen penibel geführt werden. Die verzehrten Lebensmittel und Getränke sollten zeitnah im Tagesverlauf dokumentiert werden, nicht erst am Abend oder am nächsten Tag. Folgende Punkte müssen eingehalten werden:

- Angaben sollten so genau wie möglich erfolgen, also besser „Vollkornbrötchen mit Sesamkernen" statt einfach nur „Brötchen" oder „Erdbeerjoghurt von Firma X" statt „Joghurt"

- Vermerken, ob es sich um einen Arbeits- oder Urlaubstag handelt
- Zubereitungsart angeben: roh, gegart, geschält, gekocht
- Gewürze sollten notiert werden
- Beschwerden mit Uhrzeit angeben

Beispiel für ein Ernährungsprotokoll:

Datum/ Uhrzeit	Essen und Trinken		Beschwerden/ Uhrzeit	Äußere Einflüsse (Stress, Sport etc.)	Medika- mente
	Früh				
	ZM				
	Mittag				
	ZM				
	Abend				

Datum/ Uhrzeit	Essen und Trinken		Beschwerden/ Uhrzeit	Äußere Einflüsse (Stress, Sport etc.)	Medika- mente
	Früh				
	ZM				
	Mittag				
	ZM				
	Abend				

Datum/ Uhrzeit	Essen und Trinken		Beschwerden/ Uhrzeit	Äußere Einflüsse (Stress, Sport etc.)	Medika- mente
	Früh				
	ZM				
	Mittag				
	ZM				
	Abend				

Einige Hinweise zur Unterscheidung von Nahrungsmittelunverträglichkeiten	
Auslösende Bestandteile	**Beispiele typischer Nahrungsmittel**
Laktose	Milchprodukte, Kondensmilch, Cappuccino, Doppelrahmkäse
Fruktose	Früchte, Fruchtsäfte, Kartoffeln, Fertigprodukte
Sorbitol	Früchte (Trauben, Birnen), Zuckeraustauschstoffe
Glutamat	asiatisches Essen, Fertigprodukte
Histamin und andere biogene Amine	alter Käse, Rotwein, Essig, Thunfisch, Sauerkraut, Salami
Salicylate (Aspirin, nichtsteroidale Entzündungshemmer)	Curry, Gewürze, Pfeffer, Ananas, Rosinen, Beeren, Kartoffel
Sulfit	Medikamente, Wein, Konserven
Capsaicin	Chili, Roter Pfeffer, Paprika
Gluten	Weizenhaltige Produkte (Brot, Nudeln), paniertes Fleisch/Fisch, Malzkaffee

5. Wie diagnostiziert man Nahrungsmittelunverträglichkeiten?

Besonders wichtig bei der Ursachenfindung sind medizinische Vorbefunde. Ganz gleich ob es sich um Laborwerte, Befunde von bildgebenden Verfahren oder sonstige Testungen handelt, alles könnte Aufschluss geben. Abgesehen von den eingesparten Kosten erleichtern und verkürzen sie das weitere Vorgehen.

Labor

Auch wenn es banal erscheint, sind die „normalen" Laborwerte immens wichtig und geben wertvolle Hinweise auf bestehende oder noch nicht entdeckte Erkrankungen bzw. Mangelzustände. Sie sind natürlich immer im Zusammenhang mit den Beschwerden des Patienten zu sehen, können aber auch ein erster Schritt in eine womöglich ganz andere Richtung sein,

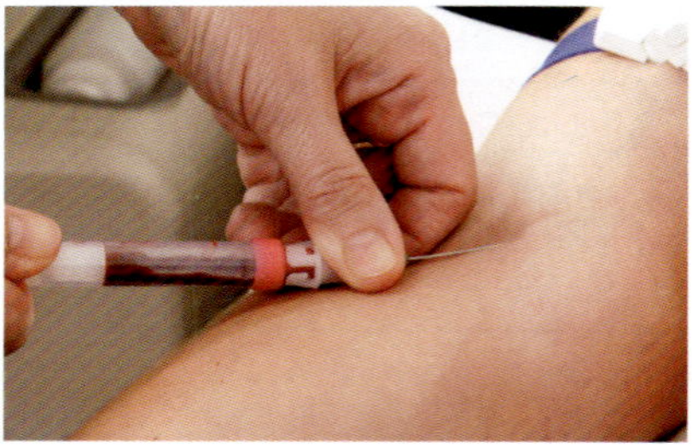

als man zunächst annehmen würde. Zur Basisdiagnostik gehören Blutzucker, Nierenwert (Kreatinin), Blutbild, Schilddrüsen- und Leberwerte, der Urinbefund, Entzündungswerte (Blutsenkung, C-reaktives Protein).

Die Bestimmung der Antinukleären Antikörper sind bei einer Reihe von Autoimmunerkrankungen positiv (Lupus, Sjögren-Syndrom, Myositis u. a.). Bei entsprechenden Symptomen ist auch die Bestimmung der Lipase sinnvoll, wenn eine Entzündung der Bauchspeicheldrüse ausgeschlossen oder bestätigt werden soll.

Vitamin B_{12}, Folsäure, Vitamin D und Kalzium sind bei Mangelzuständen als Folge einer eingeschränkten Nährstoffaufnahme erniedrigt. Die Bestimmung von Eisen und seiner Transport- bzw. Speichereiweiße (Transferrin, Ferritin) erfolgt zur Abklärung einer Anämie (Blutarmut).

Eine Stuhluntersuchung bei Verdacht auf bakterielle Infektionen (Salmonellen) oder Parasiten (Lamblien) bzw. der Elastase-Gehalt bei Verdacht auf eine Störung der Pankreasfunktion kann die Diagnostik ergänzen.

Labor – speziell

Die für bestimmte Nahrungsmittelunverträglichkeiten relevanten Laborwerte (und wie sie zu bewerten sind) werden ausführlich im jeweiligen Kapitel erörtert.

IgE-Antikörper	(Nahrungsmittel-)Allergien
Transglutaminase – Antikörper	Zöliakie
Diaminoxidase (?)	Histaminintoleranz
Histamin (?)	Histaminintoleranz
genetischer Nachweis	Laktoseintoleranz

Basophilenaktivierungstest

Mit dieser Methode können allergische Reaktionen vom Sofort Typ (Typ 1) oder pseudoallergische Reaktionen diagnostiziert werden.

Besonders bei der Diagnostik von Allergien auf bestimmte Medikamente (zum Beispiel Penicillin) kommt der Test zur Anwendung.

Aber auch in der Diagnostik einer Histaminintoleranz und anderer Pseudoallergien spielt er zunehmend eine Rolle.

Basophile Granulozyten sind Formen weißer Blutkörperchen, die in nur geringer Zahl (unter 1 % der Leukozyten) im Blut vorkommen. Sie sind beweglich und können die Blutbahn verlassen, wenn sie zum Beispiel an den Ort einer Entzündung „wandern". Daher werden sie auch „Blutmastzellen" genannt. Genau wie die Gewebsmastzellen tragen die basophilen Granulozyten IgE-Rezeptoren und können auch für die Einschätzung einer generellen Mastzellaktivität genutzt werden.

Im Rahmen einer Allergie kann der Test „aktive“ IgE-Antikörper erkennen. Für dieses Verfahren werden die basophilen Granulozyten mit den in Frage kommenden Allergenen (z. B. Medikamente, Insektengift) zusammengebracht.

Danach werden die basophilen Granulozyten mittels eines Anti-IgE-Antikörpers markiert und ihr Aktivierungsgrad über verschiedene Methoden bestimmt.

Bei Pseudoallergien beziehungsweise bei einer Histaminintoleranz werden neben Histamin auch andere Oberflächeneiweiße freigesetzt, die ebenfalls gemessen werden können und einen Hinweis auf eine erhöhte Degranulationsbereitschaftbereitschaft der Mastzellen erlauben.

Prick-Test

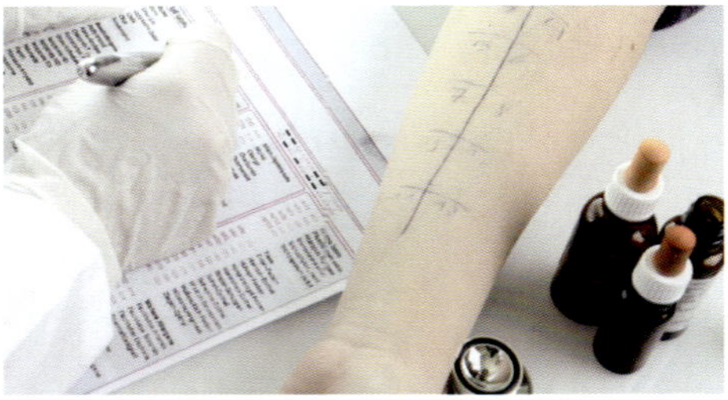

Bei diesem Test, der meist von einem Hautarzt durchgeführt wird, werden die Allergene in Tropfenform auf den Unterarm aufgetragen und mit einer Nadel bzw. Lanzette in die Haut eingestochen.

Liegt eine Sensibilisierung vor bildet sich eine Quaddel auf der Haut. Diese wird mit Histamin und einer wässrigen Lösung verglichen, die als Kontrolle ebenfalls aufgetragen werden. Histamin wird hierbei immer positiv sein, die wässrige Lösung nicht.

Der Durchmesser der Quaddeln und die Rötung geben einen Hinweis auf die Stärke der allergischen Reaktion.

Atemtestung mit Wasserstoff (H_2)

Eine aussagefähige und für den Patienten nicht belastende Untersuchung ist der Wasserstoff-Atemtest, der vor allem bei Verdacht auf Laktoseintoleranz, Fruktosemalabsorption und bakterielle Fehlbesiedlung durchgeführt wird.

Das Prinzip ist ziemlich einfach: Eine Testlösung (Fruktose, Laktose, Glukose oder Xylose, je nach zu testender Unverträglichkeit) wird auf nüchternen Magen von dem Patienten getrunken, anschließend atmet er in bestimmten Zeitabständen (30, 60, 90 und 120 Minuten) in ein Messgerät, das den H2-Gehalt der ausgeatmeten Luft misst.

Der Wasserstoff entsteht im Darm, gelangt über das Blut in die Lunge und wird dann ausgeatmet.

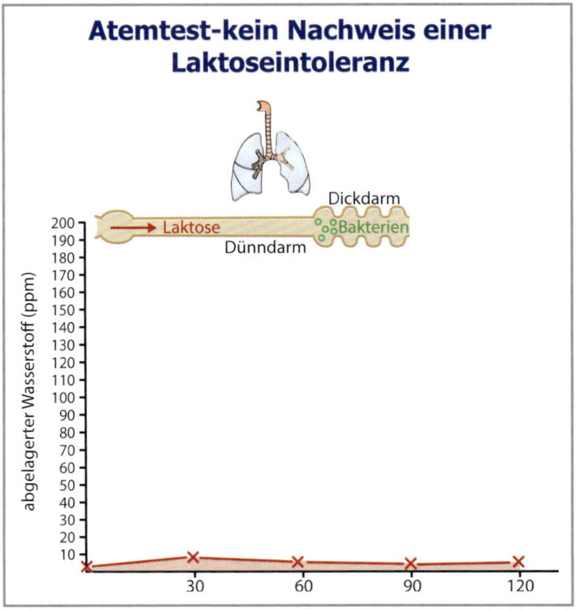

Wird die zu testende Substanz vollständig über den Darm ins Blut aufgenommen, wird kaum H_2 abgeatmet, und zu den vorgegebenen Zeitpunkten ist das Ergebnis also nahe null. „Nahe null" deswegen, weil letztlich auch beim gesunden Menschen geringe Mengen Wasserstoff produziert werden, was zu einem leichten Anstieg der ansonsten flachen Messlinie führt.

Störung der Laktose- und Fruktoseaufnahme

Atemtest: Nachweis einer Laktoseintoleranz

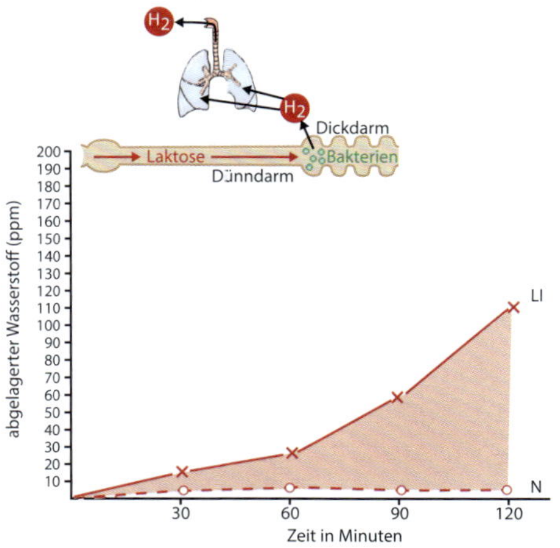

Nachweis einer Fruktosemalabsorption

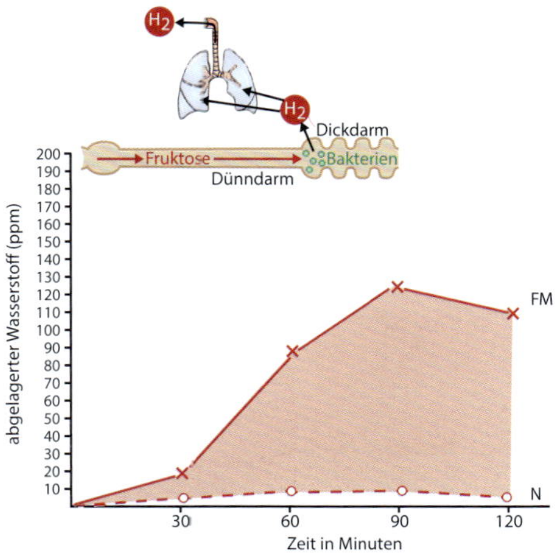

Ist die Aufnahme der Testsubstanz ins Blut gestört, weil entweder der Zucker nicht aufgespalten (Laktoseintoleranz) oder nicht in das Blut transportiert (Fruktosemalabsorption) werden kann, bauen Bakterien im Darm den Zucker ab und es entsteht vermehrt Wasserstoff, der natürlich auch abgeatmet wird und zu einem Anstieg der Messlinie führt.

Im Messprotokoll würde ein Anstieg der Wasserstoffkonzentration mit einer deutlichen zeitlichen Verzögerung erfolgen, da die Substanzen eine Weile benötigen, bis sie in den Dickdarm gelangen.

Dieser späte Anstieg der H2-Konzentration beweist eine Störung der Laktose- bzw. Fruktoseaufnahme.

Non-Producer-Status

Fehlen wasserstoffproduzierende Bakterien im Darm, ist der Atemtest nicht aussagefähig, da kein entsprechender Anstieg erfolgen kann. Oder es sind zu viele wasserstoffkonsumierende Bakterien vorhanden, dann erfolgt ebenfalls kein Anstieg. Hinweis hierfür wäre eine typische Beschwerdesymptomatik nach Trinken der Testlösung ohne Anstieg der H2-Konzentration.

Weitere Diagnostik

Provokation

Der beste Beweis für den Zusammenhang zwischen allergischen Symptomen und dem verdächtigen Nahrungsmittel ist die orale Provokation. Nur so kann eine eindeutige Diagnose gestellt werden. Diese Methode wird im Kapitel über die verschiedenen Nahrungsmittelallergien ausführlicher erörtert.

Apparative Diagnostik (Magen- und Darmspiegelung)

Sie ergänzen oder bestätigen die Diagnose (wie etwa der Nachweis einer Zottenatrophie im oberen Dünndarm bei Zöliakie), können aber auch von einer Nahrungsunverträglichkeit weg zu einer vollkommenen Neubewertung der Situation führen, wenn zum Beispiel chronisch-entzündliche Darmerkrankungen (Colitis ulcerosa, Morbus Crohn), Karzinome, Divertikel, eine Gastritis, eine Refluxösophagitis usw. nachgewiesen werden.

Bildgebende Verfahren (Ultraschall, CT, MRT)

Ein Ultraschall zur Abklärung abdominell betonter Beschwerden und zum Ausschluss einer strukturellen Ursache (Entzündung der Bauchspeicheldrüse, Steine in der Gallenblase u.v.m.) sollte in der Basisdiagnostik nicht fehlen. Ein Computertomogramm des Abdomens kann die Diagnostik ergänzen. In manchen Fällen kann eine Magnetresonanztomografie nach Sellink indiziert sein, mit der Entzündungen, Engstellen oder Tumore im Dünndarm sichtbar gemacht werden, die durch die Endoskopie nicht erfasst werden können.

6. Alternative Methoden

Es existieren einige alternative Verfahren zur Testung von Unverträglichkeiten, die mehr oder weniger kostspielig sind und die Betroffenen mit erfolgversprechenden Ergebnissen locken.

Interessanterweise sind nicht wenige Patienten bereit für diese zweifelhaften Testungen Geld zu bezahlen. Verständlich, wenn sie dann nicht von einem schulmedizinisch ausgebildeten Arzt die Resultate anzweifeln lassen möchten, aber leider unumgänglich, wenn es darum geht eine aussagekräftige Diagnose zu stellen. Ein Arzt orientiert sich nach der aktuellen wissenschaftlichen Datenlage, nach Ergebnissen von Studien und nach gängigen Therapieleitlinien. Diese strengen Vorgaben gelten nicht für Heilpraktiker oder alternative Heiler, sodass die Interpretation zumeist subjektiv ausfällt.

Häufig kursieren Anekdoten über eine Art Wunderheilung; jemand führt einen nicht wissenschaftlichen Test durch, identifiziert ein oder mehrere Nahrungsmittel als Verursacher der Beschwerden, und sobald der Betroffene sie aus seinem Speiseplan streicht, ist er beschwerdefrei. Nur lassen sich solche Verfahren nicht auf die breite Masse reproduzieren, sie bleiben Einzelberichte.

Hätten sie eine solide Grundlage und wären sie aussagekräftig, müsste sich das auch in einer Studie mit einer größeren Anzahl von Probanden nachweisen lassen. Sicherlich sind der Weg zu einem Heilpraktiker und die Flucht zu fragwürdigen Untersuchungen ein Versuch, das Problem in den Griff zu bekommen, wenn zuvor beim Arzt keine richtungsweisende Diagnose gestellt werden konnte, oder der Patient sich nicht ernst genommen fühlte. Trotzdem ist Vorsicht geboten: Die meisten nicht wissenschaftlich fundierten Testverfahren sind teuer und nicht aussagekräftig. Alle im Folgenden aufgeführten Methoden haben nur eines gemeinsam: Ihre Wirksamkeit ist nicht belegt und sind daher wissenschaftlich nicht anerkannt. Sie können sogar schädlich sein, wenn aufgrund ihrer vermeintlichen Ergebnisse auf eine Reihe wichtiger Nahrungsmittel verzichtet wird.

Kinesiologie

Grundidee ist die Vorstellung, dass sich gesundheitliche Störungen in der Schwächung bestimmter Muskelgruppen äußern.

Auf der Internetseite der Deutschen Gesellschaft für Kinesiologie e.V. heißt es: *Das Handwerkszeug der Kinesiologen ist der sog. Muskeltest. Durch ihn wird der Körper „befragt" was ihn belastet oder Blockaden hervorruft und mit welcher geeigneten Technik diese aufgelöst werden können. Das funktioniert sehr klar und effektiv, da alle von uns gemachten Erfahrungen im Nervensystem und im Zellgedächtnis gespeichert sind.*

Der Muskeltest besteht in einem Herunterdrücken z. B. eines Armes, der Patient hält dagegen. Dann erhält er ein zu testendes Lebensmittel in die Hand und der Test wird wiederholt. Ist der Widerstand jetzt geringer, lässt sich der Arm leichter nach unten drücken, ist der Beweis erbracht: Das Lebensmittel ist schädlich und muss vermieden werden. Dieser Zusammenhang scheint doch sehr weit hergeholt und nicht schlüssig.

Radionischer Bluttest

Auf der Webseite einer Heilpraktikerin fand ich die folgende Beschreibung der Methode: *„Die Radionik geht von der Existenz eines feinstofflichen Energiefeldes um den Menschen aus, das als „Biofeld" oder „Schwingungsfeld" bezeichnet wird.*

Mittels modernster Quantenphysik kann das Biofeld eines Organismus erfasst und Schwachstellen aufgedeckt werden.

Krankheiten machen sich zunächst durch Dysbalancen im Schwingungsfeld eines Menschen bemerkbar, bevor sie körperlich erkennbare Symptome hervorrufen.

Wenn das Feld geschwächt ist, zum Beispiel durch Stress oder Umweltbelastung, dann wird der Körper schließlich auch schwach und für Krankheiten anfällig. Es wird angenommen, dass Krankheiten zunächst durch eine Störung der Energiefelder entstehen.

Da sich die Schwingungsmuster kranker Organismen in charakteristischer Weise von denen gesunder Organismen unterschieden, kann ein geübter Therapeut feststellen, wann und wo das Energiefeld eines Menschen gestört ist. Somit lassen sich Dysbalancen erkennen und behandeln – oft noch bevor körperliche Symptome entstehen.“

Dieser Test ist inklusive Beratung für ca. 120 € zu haben.

Außerdem sollen bei dieser Analyse erbtoxische Belastungen erkannt werden.

Quantenphysik, Dysbalancen, Energiefelder und Schwingungsmuster sind zunächst wissenschaftlich klingende Begriffe, aber leiden klingen sie nur so. Hier handelt sich um eine esoterisch anmutende Interpretation von körperlichen Beschwerden und Heilungsmöglichkeiten, die nachweisbaren Grundlagen entbehren.

Eine Patientin von mir hat diesen Test machen lassen: Es wurden eine Milcheiweißallergie sowie eine erbtoxische Belastung durch Tuberkulose festgestellt.

Sie fragte daraufhin, ob sie eine Tuberkulosetherapie machen sollte. Zunächst aber konnte eine Milcheiweißallergie mittels IgE-Test ausgeschlossen werden. Eine Tuberkulosetherapie war natürlich nicht notwendig.

Vegatest

Durch Messungen an bestimmten Punkten (Bioimpedanzmessungen) werden Hautwiderstände ausgewertet.

In einem „Apparat“ sind Informationen zu Stoffen in Lebensmitteln gespeichert. Aus den jeweiligen Messwertveränderungen soll der Therapeut Hinweise auf Organbelastungen sowie Ursachen für die Entstehungen von Krankheiten erhalten.

Bei einer Überprüfung, ob diese Methode auch für die Erkennung von Nahrungsmittelallergien geeignet sein könnte, erwies sie sich als untauglich. Einerseits wurden bereits vorhandene Allergien nicht entdeckt, andererseits wurden gesunde Personen als Allergiker mit einer langen Liste auslösender Stoffe ausgewiesen.

Zytotoxischer Lebensmitteltest

Die weißen Blutkörperchen werden mit verschiedenen getrockneten Nahrungsmittelextrakten in Verbindung gebracht. Verändern die Blutzellen ihre Form oder lösen sie sich auf, ist das angeblich ein Zeichen für eine Unverträglichkeit. Auch dieser Test verfügt über keine Aussagekraft.

IgG-Bestimmung

Am häufigsten stellen sich Patienten mit IgG-Antikörpertests vor, die sich nicht zur Diagnostik von Nahrungsmittelallergien eignen. Ihre Bildung ist Ausdruck einer normalen Immunantwort auf einen Kontakt mit einem Fremdstoff (immunologisches Gedächtnis) und nicht als eine allergische Reaktion anzusehen. Da der Körper im Laufe des Lebens mit vielen Nahrungsmitteln in Kontakt kommt, werden auch entsprechend viele positiv reagieren. Ein Verzicht auf alle diese Nahrungsmittel kann zu erheblichen Mangelzuständen führen. Ein Beispiel aus der Praxis soll das verdeutlichen:

Frau B., 66 Jahre alt, stellte sich mit schwerer Erschöpfung vor. Sie hätte stark an Gewicht verloren und fühle sich schwach, seit eine „Allergie“ mittels eines

IgG-Tests unter anderem auf Milch, Weizen und viele andere Nahrungsmittel festgestellt worden sei. Den Test hatte sie auf Anraten eines „Ganzheitsmediziners" durchführen lassen, weil sie ab und an über Blähungen und Müdigkeit klagte. Seither verzichtete sie auf die meisten Produkte und ernährte sich hauptsächlich von Wasser und Reis, es ginge ihr aber nicht besser.

Die Labordiagnostik zeigte einen deutlichen Mangel an B-Vitaminen und Eisen, der rote Blutfarbstoff war erheblich erniedrigt. Die Bestimmung der IgE-Antikörper (!) im Blut ergab keinen Hinweis auf irgendeine Allergie. Nachdem ein Atemtest eine deutliche Fruktosemalabsorption ergab und sich Frau B. einer professionellen Ernährungsberatung unterzog, kam sie schnell wieder zu Kräften und blieb im weiteren Verlauf beschwerdefrei.

Traditionelle Chinesische Medizin (TCM)

Die TCM nimmt als alternative Methode eine Sonderrolle ein. Sie eignet sich nicht zur eigentlichen Diagnostik von Nahrungsmittelunverträglichkeiten, eine Kräutertherapie kann aber unterstützend bei Menschen mit Nahrungsmittelunverträglichkeiten, die sich energielos und schlapp fühlen (Schwäche des Milz-Qi, feuchte Hitze), zur Anwendung kommen. Die in den Rezepturen verwendeten Kräuter enthalten pharmakologisch aktive Substanzen, daher sollte ein in der TCM erfahrener Therapeut zu Rate gezogen werden.

7. Zöliakie (Glutensensitive Enteropathie)

Gluten gehört zu den meist diskutierten Nahrungsbestandteilen. Es ist ein in verschiedenen Getreidesorten enthaltenes „Klebereiweiß", dem eine Reihe von schädigenden Eigenschaften nachgesagt werden. Immer mehr Menschen verbannen es aus dem täglichen Speiseplan, ein oft verfrühter und unnötiger Verzicht, denn die Beweislage für die Schädlichkeit von Gluten per se ist ziemlich dünn. Dennoch geben viele „Gluten-Betroffene" an, sich besser zu fühlen, wenn sie das Klebereiweiß meiden.

Was das Gluten anbelangt, gibt es eine klar definierte Erkrankung, die Zöliakie, bei der Gluten der Auslöser der gesundheitlichen Probleme ist. Ihr liegt ein nachvollziehbarer Mechanismus zugrunde, sie ist mittels verschiedener Verfahren nachzuweisen. Davon abzugrenzen sind die Weizensensitivität, deren Relevanz nicht wirklich geklärt ist, und die Weizenallergie, die einen anderen Mechanismus als die Zöliakie aufweist, aber ebenfalls ein gut abgrenzbares Krankheitsbild darstellt.

Die Zöliakie ist eine immunologisch vermittelte chronische Entzündung des Dünndarms. Sie beruht auf einer Unverträglichkeit von Gluten. Hierbei kommt es zu einer Schädigung der Dünndarmschleimhaut mit Rückbildung der Zotten (Atrophie) und damit zu einer Einschränkung der Aufnahme von Nahrungsbestandteilen. Die Zöliakie kann in jedem Alter auftreten und bleibt lebenslang bestehen. Außer der strikt glutenfreien Diät gibt es keine weitere Behandlung.

In Deutschland sind von 80,62 Millionen Einwohnern (Stand: 2013) ungefähr 250.000 davon betroffen. Das entspricht lediglich 0,3 % der Bevölkerung, also in etwa der Einwohnerzahl von Braunschweig. Die Dunkelziffer liegt möglicherweise höher.

Ein kurzer Abriss über die Geschichte der Zöliakie

Seit 10.000 Jahren baut der Mensch Weizen an – erstmalig in Mesopotamien. Das Getreide kam ungefähr vor etwa 7000 Jahren nach Europa, zunächst in den Mittelmeerraum. Dort wurde der Weizen von den Römern angebaut. In Mitteleuropa konnte er sich erst im 11. Jahrhundert durchsetzen, als das Weißbrot in Mode kam.

Vorher war die Ernährung ein wenig eintönig: Früchte, Nüsse, Wurzelknollen und was die Natur sonst unmittelbar zu bieten hatte, manchmal auch Fleisch, wenn die Jagd erfolgreich war.

Der entstehende Ackerbau markiert einen entscheidenden Übergang in der Menschheitsgeschichte: vom Leben als Jäger und Sammler zum Bauern. Durch den eigenen Anbau konnten Menschen sesshaft werden und Siedlungen bilden, aus denen schließlich Städte wurden. Heute gehören Getreideprodukte zu den wichtigsten Grundnahrungsmitteln des Menschen. Sie liefern etwa 50 % des Kohlenhydratbedarfs in den Industriestaaten.

Die moderne Zöliakieforschung beginnt am 5. Oktober 1887 in London. An diesem Tag hält Dr. Samuel Gee (1839 bis 1911) am Kinderkrankenhaus in der Great Ormond Street einen Vortrag über ein Krankheitsbild, das in jedem Alter auftreten kann, aber hauptsächlich Kinder zwischen einem Jahr und fünf Jahren betrifft.

Detailliert beschreibt Gee die für die damalige Zeit typischen voluminösen übelriechenden Durchfälle, den aufgetriebenen Bauch und den Gewichtsverlust. Er macht Diätfehler für diese Erkrankung verantwortlich, ohne sie jedoch genauer benennen zu können.

Als einzig mögliche Therapie sieht er eine Änderung der Ernährung – und behält Recht. („*But if the patient can be cured at all, it must be by means of diet.*")

Allerdings beschreibt Gee das Krankheitsbild fälschlicherweise als Erkrankung des Dickdarms und veröffentlicht seine Ergebnisse ein Jahr später unter dem Titel „*On the Coeliac Affection*", aus dem sich der deutsche Begriff Zöliakie entwickelt.

Aufgrund seiner Kenntnisse der griechischen Antike kannte Gee vermutlich die Schriften des Aräteus von Kappadokien, der fast 2000 Jahre früher eine „bauchige" Erkrankung beschrieb (koiliakos, griech. koilia für Bauch), wahrscheinlich das gleiche Krankheitsbild.

Nach dem Report von Samuel Gee dauerte es noch einmal 20 Jahre, bis der amerikanische Pathologe Christian A. Herter 1908 die Krankheit beschreibt und feststellt, dass Kohlenhydrate und Fette schlecht vertragen werden.

Im folgenden Jahr beschäftigt sich auch der deutsche Internist und Kinderarzt Otto Heubner mit dem Krankheitsbild und macht die Zöliakie bekannt.

Die Krankheit wird etwas sperrig, aber für damalige Zeiten nicht unüblich die *Gee-Herter-Heubnersche Erkrankung* genannt.

Verschiedene Diäten, vorwiegend mit eiweißhaltigen Nahrungsmitteln oder mit Früchten und Gemüse, werden in der Folge entwickelt und ausprobiert, doch die Ursache der Beschwerden bleibt unentdeckt. Man stellte jedoch fest, dass eine Unterbrechung der Diät wieder zu einer Verschlechterung der Symptomatik führt.

1932 erkannte der holländische Kinderarzt W.K. Dicke (1905 bis 1962) den Zusammenhang zwischen Weizen und der Erkrankung. Er beobachtete bei einem seiner Patienten eine erneute Verschlimmerung der zunächst durch Diät gebesserten Beschwerden, nachdem dieser wieder Brot in seine Ernährung aufgenommen hatte.

Gegen Ende des Zweiten Weltkriegs, als der Weizen (und damit das Brot) knapp wurde, geht es vielen an Zöliakie erkrankten Kindern besser. Nach dem Krieg und erneutem Brotkonsum kehren die Beschwerden zurück. 1950 identifiziert Dicke dann den Auslöser der inzwischen auch Sprue genannten Erkrankung (Sprouw = holländisch für Mundschleimhautentzündung), ein alkohollösliches Weizeneiweiß und Bestandteil des Glutens, das Gliadin.

Was passiert bei der Zöliakie?

Damit es zu dem vollständigen Krankheitsbild der Zöliakie kommt, müssen drei Bedingungen erfüllt sein:

1. ein Umweltfaktor als Auslöser (Gluten)
2. eine genetische Veranlagung (Prädisposition)
3. eine zu durchlässige Darmwand

Der Umweltfaktor: Gluten

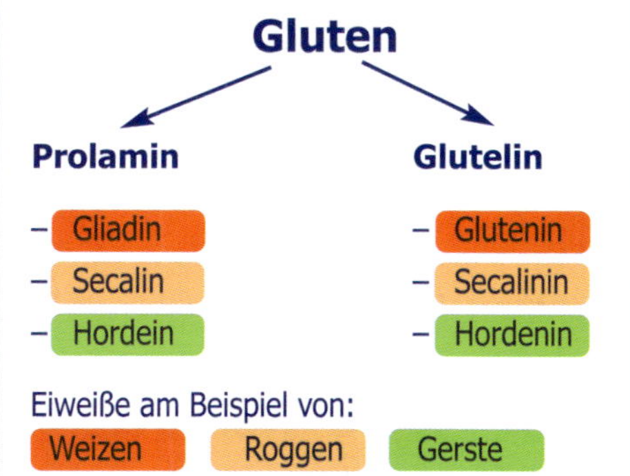

Der Prolaminanteil wird im Roggen als Secalin, in der Gerste als Hordein bezeichnet.

Das Wort Gluten kommt aus dem Lateinischen und bedeutet „Leim, Klebstoff". Gluten findet sich in Weizen, Roggen, Gerste und anderen Getreidesorten. Es besteht aus den beiden Eiweißen Prolamin und Glutelin, die miteinander verbunden sind. Der im Weizen vorkommende Prolaminanteil des Glutens wird Gliadin genannt.

Der Prolaminanteil des Glutens ist der wesentliche krankheitsauslösende Bestandteil. Im Weizen ist es das Gliadin, streng genommen ist es also falsch, von einer Glutenunverträglichkeit zu sprechen.

Gluten ist ein sogenanntes viskoelastisches Pflanzeneiweiß, was bedeutet, dass es sich einerseits unter Belastung verformen und danach in seinen Ausgangszustand zurückkehren kann, andererseits kann die Verformung auch unumkehrbar sein.

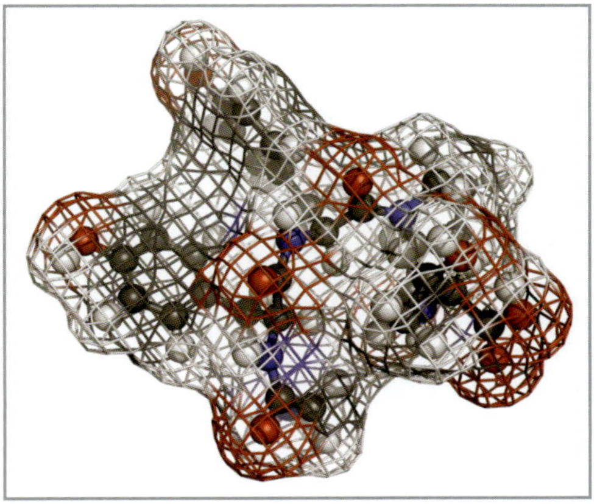

Vereinfacht gesagt, bildet Gluten in Verbindung mit Wasser ein dehnbares atomares Netzwerk (Gitter), das in der Lage ist, Gase und Aromen zurückzuhalten. Beim Backen kann der Teig aufgehen, das Gerüst wird während des Backens fest, und der Teig behält seine Form.

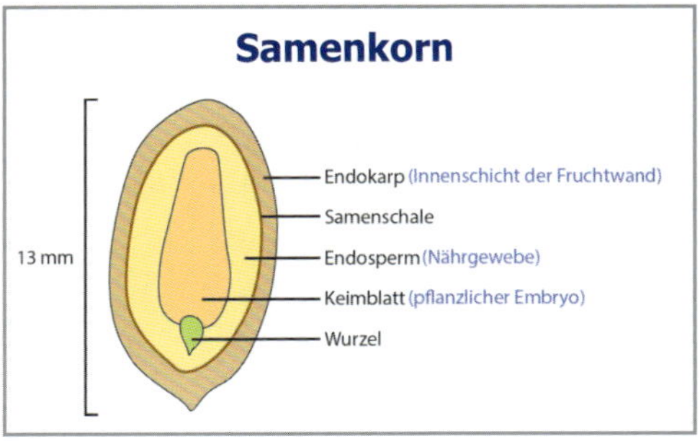

Gluten ist im Nährgewebe (Endosperm) eines Samenkorns enthalten, das den Keimling (Embryo) umgibt, und dient den Getreidepflanzen als Speicher von Aminosäuren für den keimenden Embryo.

Die genetische Veranlagung

Manche Menschen erkranken an Zöliakie, andere nicht – das heißt Gluten führt nur bei einer bestimmten Gruppe von Menschen zu einer Entzündung des Darms. Unser Immunsystem wird erst aktiv, wenn für den Organismus potenziell schädliche fremde Eiweißstoffe entdeckt werden. Über die Nahrung zugeführte Eiweiße werden im Darm in ihre Grundbausteine, die Aminosäuren, zerlegt und über die Darmschleimhaut aufgenommen. Das führt normalerweise zu keiner immunologischen Antwort, das wäre kontraproduktiv. In Getreideprodukten enthaltenes Gluten (also eigentlich Prolamin) kann von den Verdauungsenzymen nicht in ausreichender Menge zerkleinert werden. Unzerteilte kleinere Fragmente, sogenannte Peptide, bleiben übrig und können, wenn sie nicht über den Darm ausgeschieden werden, die Darmbarriere überwinden sowie in das Gewebe gelangen. Das sollte bei einem funktionierenden Immunsystem kein Problem sein. Zöliakiepatienten hingegen haben eine erhöhte, genetisch bedingte Empfindlichkeit für diese Glutenfragmente. Die aufgenommenen Peptide (unverdaute Glutenreste) werden im Gewebe von dem Enzym Gewebstransglutaminase (GTG) gebunden. Die Transglutaminase verändert das in den Peptiden enthaltene Glutamin.

Diese Veränderung führt zu einer besseren Bindung an die Oberfläche bestimmter T-Lymphozyten. Das sind Zellen des Immunsystems, die fähig sind, Antigene zu erkennen und die Abwehrreaktion in Gang zu setzen. Die jetzt aktivierten T-Zellen setzen weitere Signalstoffe frei und lösen damit die Entzündung der Darmschleimhaut aus, in deren Verlauf es zu einer Abflachung der Dünndarmzotten bis zum kompletten Zottenschwund kommt.

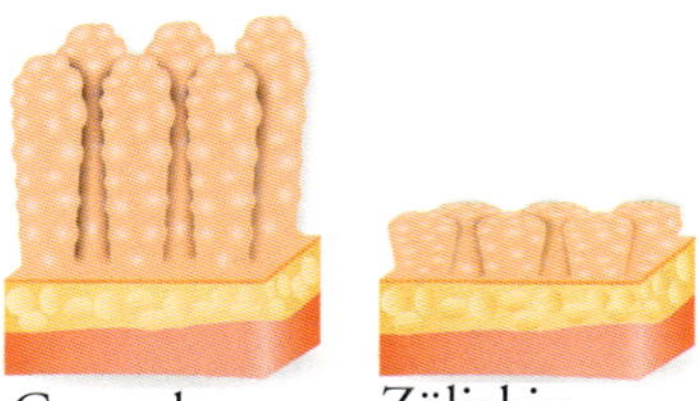
Gesund Zöliakie

Die zu durchlässige Darmwand

Der Dünndarm wird von einer Schicht aus Zellen bedeckt, die durch dichte Verbindungen miteinander verbunden sind, den sogenannten „Tight junctions". Diese Verbindungen bestehen aus einem komplexen Proteinnetzwerk und verschließen den Zellzwischenraum, bilden so eine „Darmbarriere". Normalerweise überwinden nur wenige (immunologisch aktive) Antigene die Schleimhautbarriere. Bei der Zöliakie erhöht Gliadin die Durchlässigkeit des Darms indem es das Eiweiß Zonulin aus den Epithelzellen freisetzt, das wiederum die dichten Verbindungen lockert.

Krankheitsmechanismus der Zöliakie

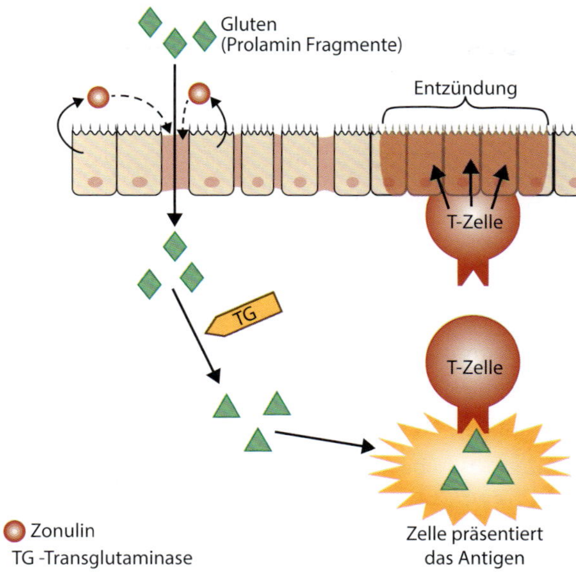

Klinisches Erscheinungsbild – Mehr als nur Durchfall

Die Symptome bei der Zöliakie betreffen den Magen-Darm-Trakt, aber auch andere Organsysteme sind mehr oder weniger stark beteiligt, zum Teil sind die Betroffenen auch beschwerdefrei.

Deswegen sollte man nicht nur an eine Zöliakie denken, wenn Durchfall und Bauchschmerzen vom Patienten angegeben werden.

Bei Kindern äußert sich die Zöliakie vor allem durch Gedeihstörungen, also eine mangelnde Gewichts- und Größenzunahme. Charakteristisch ist das „klassische“ Krankheitsbild mit schweren Durchfällen, vorgewölbtem Bauch, allgemeiner Schwäche und typischen Mangelsymptomen.

Beim Erwachsenen sind die Symptome unterschiedlich und werden nicht zwangsweise mit einer Zöliakie in Verbindung gebracht. Deswegen kann durchaus eine sehr lange Zeit bis zur Diagnosestellung vergehen. Es handelt sich um folgende Symptome:

- → Durchfälle
- → Verstopfung
- → Appetitlosigkeit
- → Blässe
- → Erbrechen
- → Muskelschwäche
- → Misslaunigkeit, Müdigkeit, Wesensänderung
- → neurologisch-psychiatrische Krankheitsbilder wie Depressionen, Konzentrationsstörungen, Nervosität, Kopfschmerzen
- → Lebererkrankung bis Leberausfall
- → Mundfäule (Stomatitis aphthosa)
- → Anämie
- → Muskelkrämpfe
- → Schwäche

> Über 80 Prozent der neu diagnostizierten Zöliakiebetroffenen zeigen nicht das klassische Vollbild, sondern andere Auffälligkeiten wie Eisenmangel, Unfruchtbarkeit, Osteoporose und Verdauungsbeschwerden. Auch Erkrankungen aus dem rheumatischen Formenkreis gelten als möglicher Hinweis auf eine Zöliakie.

Die Zöliakie kommt selten allein

Einige Krankheiten treten bei Patienten mit Zöliakie überdurchschnittlich häufig auf. Der Grund hierfür ist eine gemeinsame genetische Veranlagung.

- Diabetes mellitus Typ 1
- Hashimoto-Thyreoiditis
- Autoimmunhepatitis
- Kollagenosen (Sjögren-Syndrom, Lupus)
- Migräne
- Epilepsie
- Depression und Angststörungen
- Dermatitis herpetiformis Duhring (eine blasenbildende Hauterkrankung)
- Psoriasis
- Fruchtbarkeitsstörungen (Infertilität)

Diagnostik

Die Diagnostik erfolgt über die Antikörperbestimmung im Blut und die Entnahme von Gewebeproben aus dem oberen Dünndarm. Es empfiehlt sich, beide Untersuchungen im Verdachtsfall durchführen zu lassen.

Gewebstransglutaminase-Antikörper

Besteht der Verdacht auf eine Zöliakie hat sich die Bestimmung der Gewebstransglutaminase-Antikörper bewährt, die eine hohe Spezifität und Sensitivität aufweist. Antikörper gegen die Gewebstransglutaminase kommen in Form von IgA und IgG vor. Die größte Aussagefähigkeit weist die Bestimmung der IgA-Antikörper auf. IgA-Antikörper kommen in Körperflüssigkeiten vor, so auch im Darmsekret. IgG-Antikörper zirkulieren vorwiegend im Blut.

Allerdings sollte gleichzeitig die Bestimmung des Gesamt-IgA erfolgen, da Patienten mit einer Zöliakie in 2 bis 3 % der Fälle einen IgA-Mangel aufweisen – das heißt, der Patient kann keine IgA-Antikörper bilden. Alternativ ist dann die Bestimmung der Transglutaminase-Antikörper vom IgG-Typ notwendig. Unter einer strikt glutenfreien Ernährung sind nach 3 bis 6 Monaten keine Antikörper mehr nachweisbar.

Endoskopie

Zur endgültigen Diagnosesicherung erfolgt eine Magenspiegelung mit Probenentnahme aus dem oberen Dünndarm. Wichtig ist, dass die Gewebeentnahme zeitnah an der Zöliakie-Serologie erfolgt, damit eine glutenfreie Diät nicht in der Zwischenzeit die Diagnose verschleiert. Es sollten mindestens 4 Proben entnommen werden. Mit bloßem Auge kann bereits während der Spiegelung die Abflachung der Dünndarmschleimhaut beobachtet werden.

Formen der Zöliakie

Die Ausprägung der Krankheit (charakteristische Beschwerden, Begleiterkrankungen) und damit der Schweregrad können sehr unterschiedlich sein, die Diagnose wird nicht selten mit erheblicher Zeitverzögerung gestellt, zum Teil vergehen Jahre. Gerne wird die Zöliakie daher auch als „Chamäleon" bezeichnet, um das unterschiedliche Erscheinungsbild zu betonen.

Die Symptomatische Zöliakie weist zum Beispiel keine Mangelerscheinungen durch eine gestörte Nährstoffaufnahme auf, ansonsten finden sich sämtliche diagnostischen Kriterien der Zöliakie. Sind keine oder allenfalls nur sehr geringe Beschwerden vorhanden, aber die diagnostischen Kriterien erfüllt, spricht man von einer „subklinischen" Form der Zöliakie.

Spricht ein Patient über einen Zeitraum von zwölf Monaten nicht auf eine strikt glutenfreie Diät an, kommt es also nicht zu einer Rückbildung der Zottenveränderung beziehungsweise zu einem erneuten Zottenschwund, handelt es sich um eine „refraktäre" Zöliakie.

Therapie

Die einzige Behandlungsmöglichkeit ist derzeit die lebenslange glutenfreie Ernährung. Zöliakiepatienten müssen ständig wachsam sein, um nicht aus Versehen glutenhaltige Produkte zu sich zu nehmen oder solche, die mit Gluten kontaminiert wurden. Auch bei einem Restaurantbesuch ist Vorsicht geboten, da Gluten auch in Soßen oder Gewürzmischungen enthalten sein kann). Zöliakiepatienten müssen wissen in welchen Lebensmitteln Gluten enthalten ist und in welchen nicht.

Folgende Getreidesorten sind zu meiden...

- → Weizen
- → Roggen
- → Gerste
- → Grünkern
- → Dinkel
- → verwandte Getreidearten und Urkornarten wie Kamut® (Khorasan-Weizen) und Einkorn

...und alle daraus hergestellten Lebensmittel wie

- → Mehl, Grieß
- → Graupen, Stärke
- → Flocken (Müsli)
- → Paniermehl
- → Teigwaren

Gluten ist in den folgenden Produkten enthalten:

- → Brot, Brötchen
- → Baguette, Gnocchi
- → paniertes Fleisch/Fisch
- → Pizza, Nudeln, Knödel
- → Kuchen, Torten
- → Blätterteiggebäck
- → Hefeteilchen
- → Kekse, Müsliriegel
- → Eiswaffeln
- → Salzstangen
- → Knabbergebäck
- → Bier, Malzbier

Im Rahmen einer glutenfreien Ernährung kann man

1. auf Produkte zurückgreifen, die von Natur aus kein Gluten enthalten (Vermeidungsstrategie) und

2. auf glutenfreie Diätprodukte anstelle glutenhaltiger Lebensmittel ausweichen (Ersetzungsstrategie).

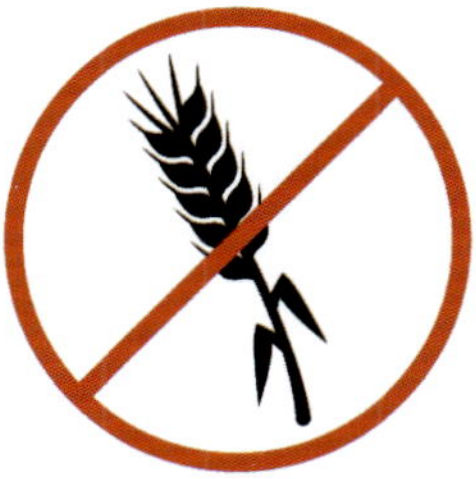

Das Symbol der durchgestrichenen Ähre auf Produkten garantiert Glutenfreiheit. Es gibt auch eine gute Nachricht für Zöliakiepatienten: Das Angebot an glutenfreien Produkten steigt stetig, nicht zuletzt auch wegen des Hypes um die Glutenunverträglichkeit (die besser Weizenunverträglichkeit heißen sollte).

Kosten

Eine Untersuchung aus dem Jahr 2009 zeigte, dass im Vergleich zu einem normalen Haushalt die Mehrkosten für einen Haushalt mit einer an Zöliakie erkrankten Person ca. 200 € pro Monat betrugen. Diätetisch verursachte Mehrkosten werden von den Krankenkassen weder erstattet noch bezuschusst, weil sie als Bestandteil der allgemeinen Lebensführung gelten.

Eine Ausnahme stellt die Festlegung existenzminimaler Ernährungskosten im Rahmen der Sozialgesetzgebung (SGB II § 21 Abs.5 und SGB XII § 30, Abs.5: Sozialhilfe) dar, hier können diätetisch bedingte Mehrkosten durch Mehrbedarfszuschläge berücksichtigt werden.

Häufig gestellte Fragen

Wer muss auf jeden Fall eine glutenfreie Diät einhalten?

Ganz einfach entsprechend den aktuellen Leitlinien – jede Person mit Symptomen und gesicherter Zöliakie unabhängig von Begleiterkrankungen und symptomfreie Kinder mit gesicherter Zöliakie unabhängig von Begleiterkrankungen.

Was sind die Therapieziele?

Natürlich steht die Besserung beziehungsweise das Verschwinden der Beschwerden im Vordergrund, um die Lebensqualität zu verbessern.

Besonders wichtig ist die Vermeidung eines Nährstoffmangels mit entsprechenden Komplikationen, insbesondere eine Anämie oder Osteoporose bei Erwachsenen und ein verzögertes Wachstum oder verzögerte Pubertät bei Kindern. Ein weiteres wichtiges Ziel ist die Verhinderung von Langzeitkomplikationen (bösartige Neubildungen).

Wann ist etwas glutenfrei?

Komplette Glutenfreiheit ist kaum möglich. Der international anerkannte Codex *Alimentarius* definiert „glutenfreie" Nahrungsmittel, wenn der Glutengehalt unter 20 p.p.m. mg/kg (Parts per million – millionste Teile) liegt.

EU-Verordnung für glutenfreie Lebensmittel (seit 2012):

Anwendungsbereich	Zusammensetzung	Kennzeichnung
Diätetische Lebensmittel speziell für Personen mit Zöliakie	< 20 ppm 20 bis 100 ppm	glutenfrei sehr geringer Glutengehalt
Lebensmittel des allgemeinen Verzehrs	< 20 ppm	glutenfrei

Bei Erwachsenen liegt die tolerierte Glutenmenge pro Tag im Schnitt bei weniger als 10 mg pro Tag, Beschwerdefreiheit vorausgesetzt. Diese 10 mg führen nicht oder nur selten zu Schleimhautschäden. 1 g Brot enthält ca. 60 mg Gluten. 10 mg sind also in einigen Brotkrümeln enthalten, eine denkbar geringe Menge.

Trotz dieser Richtwerte ist es schwierig, gültige Regeln für alle zu formulieren, da Zöliakiepatienten sehr unterschiedliche Empfindlichkeiten aufweisen. Manche bekommen selbst bei geringen Mengen Probleme, andere leben auch bei einem höheren Maß beschwerdefrei.

Was ist mit Hafer?

Hafer ist im Rahmen einer glutenfreien Ernährung umstritten. Verglichen mit Weizen, Roggen oder Gerste besitzt Hafer einen geringen Glutenanteil, er kann aber mit anderen Getreidesorten kontaminiert sein. Diese „Verunreinigung" entsteht, weil Hafer häufig auf den gleichen Feldern angebaut wird, auf denen vorher Getreide wuchs. Zudem werden bei der Ernte, der Lagerung, beim Transport sowie bei der Verarbeitung dieselben Maschinen, Lkws und Säcke eingesetzt, so dass leicht Rückstände von Gluten in den Hafer gelangen. Für Zöliakiepatienten kommt also nur ausgewiesen glutenfreier Hafer in Frage.

Hafer weist einen hohen Gehalt an Faserstoffen auf und ist reich an B-Vitaminen, Zink, Eisen, Magnesium, Eiweiß und mehrfach ungesättigten Fettsäuren. Geschmacklich kann Hafer eine glutenfreie Kost verbessern, das Sättigungsgefühl erhöhen und generell die Einhaltung der Diät fördern. Haferflocken ohne Glutenkontamination vertragen die meisten Zöliakiebetroffenen gut (bis zu 50 g pro Tag), die typischen Veränderungen der Dünndarmschleimhaut wurden nicht beobachtet. Eine geringe Zahl Zöliakiebetroffener reagiert allerdings negativ auf Hafer.

Diese Unverträglichkeit ist nicht mit einer immunologischen Schädigung gleichzusetzen. Blähungen, Bauchschmerzen, Durchfall etc. sind häufig vorübergehend und durch den erhöhten Faseranteil zu erklären. Eine Abschätzung des individuellen Risikos ist nicht möglich, man kann also nicht voraussagen, wer wie auf Hafer reagiert. Hier muss die Probe aufs Exempel gemacht werden, eine allgemeingültige Empfehlung gibt es nicht.

Unter ärztlicher Kontrolle und nach entsprechender Aufklärung des Patienten kann Hafer in einer Menge bis zu 50 g täglich verzehrt werden, es sollten dann aber Kontrolluntersuchungen (Blut, gegebenfalls Dünndarmbiopsie) durchgeführt werden.

(Stellungnahme des Wissenschaftlichen Beirats der Deutschen Zöliakie Gesellschaft e. V. vom 16.02.2011).

Was tun, wenn auch eine Laktoseintoleranz besteht?

Häufig liegt, bedingt durch die im Rahmen der Zöliakie auftretende Schädigung der Dünndarmschleimhaut, eine sogenannte „sekundäre Milchzuckerunverträglichkeit“ vor. Das Enzym Laktase ist in den Mikrozotten lokalisiert und störanfälliger als andere Enzyme, was schnell zu einer Einschränkung der Laktaseaktivität führt. Ein Laktose-Atemtest kann die Diagnose bestätigen. In den meisten Fällen bildet sich diese Unverträglichkeit einige Wochen nach der Umstellung auf eine glutenfreie Ernährung wieder zurück – nach der Regeneration der Darmschleimhaut.

Der Laktasemangel kann unterschiedlich stark ausgeprägt sein, so ist auch die Menge an Milchzucker, die noch vertragen wird, individuell unterschiedlich. Zunächst erfolgt eine milchzuckerfreie Ernährung über ca. 4 Wochen bis zum Abklingen der Beschwerden. Danach kann man sukzessive verschiedene Lebensmittel mit Milchzucker in steigender Menge austesten.

Gibt es einen Zusammenhang zwischen Gluten und Autismus?

Gluten soll bei verschiedenen neurologisch-psychiatrischen Erkrankungen, insbesondere Schizophrenie und Autismus eine Rolle spielen. Aktuelle Studien zeigen keinen Zusammenhang zwischen Zöliakie und Autismus, auch wenn autistische Kinder zum Teil unter Verdauungsproblemen leiden.

In kleinen Studien und Einzelfällen profitierten autistische Kinder und Kinder mit ADHS (Aufmerksamkeitsdefizit-Hyperaktivitätssyndrom) von einer glutenfreien (und kaseinfreien) Ernährung.

Die Datenlage ist allerdings viel zu dünn, um derzeit generell eine glutenfreie Ernährung bei Autismus und ADHS zu empfehlen.

Benötigt man zusätzlich Vitamine oder Mineralstoffe?

Wird eine Zöliakie nicht behandelt, kommt es schnell zu einem Mangel an Mikronährstoffen (Vitamine, Spurenelemente, Mineralien).

Bei entsprechendem Nachweis muss die Unterversorgung großzügig ausgeglichen werden, vor allem bei Kindern mit Wachstumsverzögerung und Erwachsenen mit Untergewicht. Zudem sollten ausschließlich glutenfreie Arzneimittelzubereitungen verwendet werden (Siehe Positivliste der Deutschen Zöliakiegesellschaft).

Ist eine Beratung durch eine Ernährungsfachkraft erforderlich?

Unbedingt. Gluten ist häufig in Lebensmitteln versteckt und nicht sofort erkennbar. Eine ausführliche Ernährungsberatung des Betroffenen, der Eltern und/oder des Lebenspartners sollte bei Diagnose sowie bei Bedarf im Verlauf erfolgen.

Weitere Informationen sind bei der Deutschen Zöliakiegesellschaft (DZG) e.V. in Stuttgart (Telefon 0711/ 459981-0, Fax 0711/459981-50 oder info@dzg-online.de) erhältlich.

Gibt es neue Therapiemöglichkeiten oder alternative Heilmethoden?

Nein. Neuere Therapieansätze sind derzeit noch experimentell und zielen auf die einzelnen Schritte der immunologisch-entzündlichen Reaktion, zum Beispiel auf die Hemmung der Gewebstransglutaminase.

Neuere Medikamente beziehungsweise eine Impfung müssten sich allerdings an der Effektivität und Sicherheit einer glutenfreien Diät messen lassen. Alternative Heilmethoden sind nicht geeignet und eine Gefährdung des Patienten.

Hat die frühkindliche Ernährung einen Einfluss auf das Risiko, an der Zöliakie zu erkranken?

Eine glutenhaltige Beikost vor dem 4. beziehungsweise nach dem 7. Lebensmonat geht mit einem höheren Risiko einher. Auch die Gabe großer Gluten-Mengen erhöht das Risiko.

Daher sollten Säuglinge zwischen dem 5. und 7. Lebensmonat lediglich kleine Mengen an glutenhaltigem Getreide zusammen mit der Muttermilch erhalten.

Stillen reduziert die Wahrscheinlichkeit, an einer Zöliakie zu erkranken – wohl durch den positiven Einfluss auf die bakterielle Darmbesiedlung des Neugeborenen.

Muß der Zusatz „enthält Gluten“ auf der Verpackung grundsätzlich angegeben werden?

Ja. Für Stoffe, die nach Ansicht der European Food Safety Authority (EFSA) durch den industriellen Verarbeitungsprozess kein schädigendes Potenzial mehr enthalten, wurden Ausnahmen von der Kennzeichnungspflicht erlassen. Relevant für Zöliakiepatienten sind:

- Glukosesirup auf Weizenbasis einschließlich Dextrose
- Maltodextrin auf Weizenbasis
- Glukosesirup auf Gerstenbasis
- Getreide zur Herstellung von Destillaten oder Ethylalkohol landwirtschaftlichen Ursprungs für Spirituosen und andere alkoholische Getränke

Diese Zutaten wurden ursprünglich aus Weizen oder einem anderen glutenhaltigen Getreide gewonnen, sind aber für Zöliakiebetroffene nicht schädlich und müssen daher auf der Verpackung nicht ausgewiesen werden.

Häufig kann man am Ende der Zutatenliste den Satz: „... kann Spuren von Gluten enthalten ...“ lesen. Damit versuchen sich manche Firmen abzusichern.

Ihr Produkt ist von der Rezeptur her glutenfrei, eine Kontamination kann jedoch nicht immer vollständig ausgeschlossen werden.

Und was ist mit unverpackten Lebensmitteln?

Für offene Ware und das Angebot in Restaurants oder Kantinen sowie für sehr kleine Verpackungen (beispielsweise Portionspackungen Marmelade oder Butter) existiert keine gesetzliche Regelung zur Auflistung aller verwendeten Zutaten. Auch eine Kennzeichnung von Allergenen ist nicht vorgeschrieben.

Wie soll man sich dann informieren?

Um Allergiker auch bei unverpackt angebotenen Lebensmitteln zu schützen, müssen die Anbieter über die 14 häufigsten Allergene auch bei dieser so genannten losen Ware informieren. Das kann mit einem Schild neben dem Lebensmittel geschehen, über einen Aushang in der Verkaufsstätte oder durch eine sonstige schriftliche Information wie zum Beispiel eine ausliegende Kladde. Eine mündliche Auskunft der Verkäufer gilt dann als ausreichend, wenn auf Wunsch eine schriftliche Bestätigung einsehbar ist. Auf diese Überprüfungsmöglichkeit muss im Verkaufsraum deutlich hingewiesen werden.

Wo bekomme ich glutenfreie Lebensmittel?

Im Internet findet man eine Reihe von Webseiten, z. B.

➔ www.glutenfrei-supermarkt.de
➔ www.glutenfreigeniessen.de

Auch die Firmen, die schwerpunktmäßig glutenfreie Produkte herstellen bzw. vertreiben haben eigene Webseiten (z. B. Schär, Werz, Ruf, Schnitzer, Molino di Ferro).

Wo bekomme ich glutenfreie Rezepte?

Das Internet bietet eine Fülle von sehr guten Seiten, wie etwa

➔ www.chefkoch.de
➔ www.pures-geniessen.com
➔ www.glutenfrei-kochen.de

Wie verhalte ich mich in einem Restaurant?

Ein Besuch in einem Restaurant ist kein Problem, sofern Sie eine Auswahl an Gerichten treffen, die kein Gluten enthalten. Am besten ist es, wenn Sie sich die einzelnen Komponenten ohne Zusätze wie Soßen, Panaden, Überbackenes oder Frittiertes bestellen, etwa ein gemischter Salat mit Essig und Öl, ein Steak natur oder gedünsteten Fisch mit Reis (kein Wildreis!) und in Butter geschwenktem Gemüse.

Inzwischen gibt es auch eine Reihe von Restaurants, die glutenfreie Gerichte anbieten (für die Suche in ganz Deutschland empfiehlt sich zum Beispiel die Seite www.gfgermany.de).

Auch in anderen Ländern ist Gluten mehr in den Mittelpunkt der Ernährung gerückt. In Florenz bin ich zufällig auf eine glutenfreie Bäckerei gestoßen. Ich habe selten so schmackhafte Törtchen und Pizza gegessen. Ich habe keine Glutenunverträglichkeit, war dort aber dennoch so oft es ging.

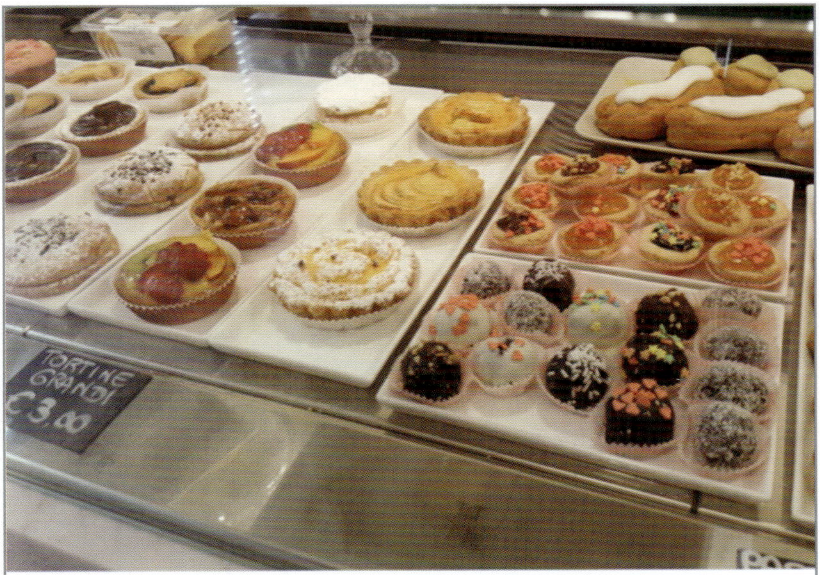

Starbene Gold Gluten Free, Via De Neri 13/r, Florenz

Welche Lebensmittel sind von Natur aus glutenfrei?

Getreide

Glutenfreie Vollkornmehle:

➔ Amaranth-Mehl
➔ Braunes Reismehl/Vollkornreismehl
➔ Buchweizenmehl
➔ Chia-Mehl
➔ Hafermehl (NUR zertifiziert glutenfreies!)
➔ Hirsemehl
➔ Leinsamenmehl
➔ Maismehl
➔ Milomehl (Sorghum-Mehl)
➔ Montina Mehl
➔ Quinoa Mehl
➔ Sorghum-Mehl (Milomehl)
➔ Teffmehl

Glutenfreie weiße Mehle:

➔ Weißes Reismehl
➔ Klebreismehl / Süßes Reismehl
➔ Süßkartoffelmehl

Glutenfreie Stärkemehle:

➔ Kartoffelmehl / Kartoffelstärke
➔ Maisstärke / Speisestärke
➔ Pfeilwurzelmehl/Maranta-Mehl
➔ Tapiokamehl/Tapiokastärke

Nussmehle:

➔ Kokosmehl
➔ Mandelmehl

- Kastanienmehl
- Haselnussmehl
- Walnussmehl
- Pekannussmehl
- Cashewnussmehl
- Pistazienmehl
- Macadamianussmehl

Bohnenmehle:
- Kichererbsenmehl
- Sojamehl
- Bohnenmehl (meist Mischung aus mehreren Bohnenmehlen)

Für glutenfreies Backen wird eine Mehlmischung aus verschiedenen Mehlen benötigt, die kein Klebereiweiß enthalten

Eine derartige Mischung besteht aus einem glutenfreien Mehlanteil und Stärke in einem Verhältnis von 2:1. Diese kann man leicht selber mischen oder bereits fertig kaufen. Je nach Mischung ergeben sich unterschiedliche Eigenschaften, Geschmacksrichtungen und Anwendungen.

Als zusätzliches Bindemittel kann z. B. Guarkernmehl oder Xanthan-Gum verwendet werden.

Durch Kontamination mit klebereiweißhaltigen Lebensmitteln oder deren Beimischung kann prinzipiell jedes Lebensmittel glutenhaltig werden.

Oberstes Gebot für Personen mit einer Zöliakie:

Immer die Zutatenliste auf den Lebensmitteln lesen!

In unverarbeitetem Zustand sind die folgenden Lebensmittel glutenfrei:

- alle Obst- und Gemüsesorten, Kartoffeln, Salate
- Milch, Naturjogurt, Buttermilch, Quark
- Butter, Frischkäse natur, Naturkäse
- Pflanzenöle
- Fleisch
- Fisch und Meeresfrüchte
- Zucker, Honig
- Nüsse, Hülsenfrüchte
- reine Gewürze und Kräuter (keine Gewürzmischungen!)

Unbedingt als ganze Körner kaufen und vor dem Verzehr durchsehen, ob sie noch glutenhaltige Körner enthalten! Glutenfreie Getreide sollten immer auf einer extra Getreidemühle gemahlen werden.

Auch diese vorverarbeiteten Produkte enthalten kein Klebereiweiß:

- Tofu
- Sojamilch
- Mozzarella in Salzlake
- reine Fruchtsäfte, Wasser
- Wein
- Sekt

Wie lange muss eine Diät im Falle einer symptomatischen Zöliakie durchgeführt werden?

Lebenslang.

Was ist die Weizensensitivität?

Patienten beschreiben nach dem Verzehr von Weizen Beschwerden, wie sie auch bei einer Zöliakie auftreten können, nur sind keine Antikörper im Blut nachzuweisen. Bei einer Spiegelung würde man auch keine Veränderung der Dünndarmschleimhaut feststellen. Die Nährstoffaufnahme ist also nicht gestört, und es treten keine Mangelerscheinungen auf. Auch findet man keine IgE-Antikörper, wie sie bei einer echten Weizenallergie im Blut zu vorhanden wären.

Daher wird dieses Krankheitsbild korrekt auch als „Nicht-Zölikaie-Nicht-Weizenallergie-Weizensensitivität" bezeichnet.

Meist handelt es sich bei der Weizensensitivität um eine Selbstdiagnose. Die Frage ist, welcher Bestandteil des Weizens für die Beschwerden verantwortlich zeichnet.

Ob Gluten per se gesundheitsschädlich ist, oder nicht, dazu gibt es durchaus verschiedene Ansichten. Für Menschen, die unter einer Zöliakie leiden, ist der lebenslange Verzicht auf Gluten die einzige Therapie.

Glutenfreie und andere *Free From-Produkte* (frei von Laktose, bestimmten Allergenen, Glutamat usw.) sind für die Lebensmittelindustrie ein lukratives Geschäft. Der Markt boomt. Glutenfreie Produkte sind inzwischen in jedem Supermarkt zu haben. 2013 wurden damit weltweit ca. 2 Milliarden US-Dollar umgesetzt.

Ist Gluten wirklich eine solche Bedrohung? Warum glauben so viele, dass es ihnen besser geht, wenn sie auf das Klebereiweiß verzichten?

Angeblich soll Gluten zahlreiche Verdauungsprobleme auslösen, die Stimmung beeinflussen, zu Übergewicht führen sowie Depressionen, Kopfschmerzen, Ekzeme, chronische Müdigkeit, Muskel- oder Gelenkschmerzen und vieles mehr verursachen.

Es gibt keine wirklich seriösen objektiven Befunde oder Studien, die diese Hypothese unterstützen.

Sicher ist nur, dass Gluten zu einem vieldiskutierten und umstrittenen Thema avanciert ist, und wie so oft kommt der Trend aus den USA. Maßgeblich daran beteiligt ist der Kardiologe Dr. William Davis, dessen Buch über die vermeintliche Schädlichkeit von Gluten im Jahr 2011 erschien. In der deutschen Übersetzung heißt der Titel des Buches „Weizenwampe: Warum Weizen dick und krank macht". Er ist reißerisch, erfüllt aber seinen Zweck, zumindest wenn er darin besteht, möglichst viele Bücher zu verkaufen. Davis behauptete, dass Weizen die Ursache für Übergewicht und andere Krankheiten sei und auch psychisch abhängig mache. Grund sei eine genetische Veränderung des Weizenproteins durch moderne Züchtungsverfahren. Deswegen sei das Brot heutzutage nicht mehr das Brot, welches man vor 50 oder noch mehr Jahren auf dem Tisch fand. Beweisen kann Davis das nicht, entkräftet hat diese Hypothese hingegen Donald Kasarda, ehemaliger Chemiker im US-Ministerium für Landwirtschaft, der den Proteingehalt im Weizen untersuchte und keinen Unterschied im Vergleich zu dem Gehalt vor 50 Jahren feststellte. Das Weizenprotein ist absolut intakt.

Insgesamt enthält Davis' Buch viele Halbwahrheiten, Spekulationen und unzulässige Rückschlüsse, für den allergrößten Teil der Bevölkerung macht eine weizenarme Diät keinen Sinn. So gibt es auch keine Untersuchung, die einen Gewichtsverlust auf eine weizenarme Diät zurückführen kann, auch wenn das manche Diät-Coaches gerne propagieren. Die Menge an aufgenommenen Kohlenhydraten ist entscheidend, dabei ist es egal, ob es sich um Weizen, Gerste oder Hafer handelt. David Perlmutter, seines Zeichens Neurologe, schlägt in die gleiche Kerbe wie Davis. In seinem Buch, das auf Deutsch unter dem nicht minder reißerischen Titel „Dumm wie Brot: Wie Weizen schleichend Ihr Gehirn zerstört" erschien, berichtet er über vermeintliche Zusammenhänge zwischen dem Verzehr von Weizen und Demenz, ohne hierfür wirklich schlüssige Beweise erbringen zu können.

Ungeachtet dessen landeten beide Bücher in den Bestsellerlisten und verkauften sich „wie geschnitten Brot". Sie treffen offenbar den Nerv vieler Menschen, die sich das große Heil von glutenfreier Ernährung versprechen. Wer was gelten will, verzichtet auf Klebereiweiß, zumal der Hype um Gluten auch in der Promi-Szene Einzug gehalten hat.

Ebenfalls 2011, zunächst nur in der Fachwelt zur Kenntnis genommen, unterzog der australische Gastroenterologe Professor Peter Gibson vom Alfred Hospital in Melbourne Patienten mit Reizdarm und entsprechenden Beschwerden einer glutenfreien Kost. Die Beschwerden verschwanden nachdem kein Klebereiweiß mehr verzehrt wurde. Anschließend bekam eine Hälfte der Probanden glutenhaltiges Brot und Muffins, die andere ebensolches, allerdings glutenfrei.

Weder Ärzte noch Patienten wussten wer was erhielt. Bei den meisten Probanden, die glutenhaltige Produkte zu sich nahmen, traten erneut Beschwerden auf.

Die Ergebnisse wurden zuerst im American Journal of Gastroenterology veröffentlicht, zogen aber bald weite Kreise und wurden in populären Zeitschriften/Zeitungen zitiert. Obwohl es sich bei der Studie nur um eine kleine Patientengruppe handelte und dementsprechend eine Interpretation der Ergebnisse nur mit Vorsicht erfolgen kann, meinten plötzlich viele Menschen den Verursacher ihrer Beschwerden zu kennen: Gluten. Warum ausgerechnet das Klebereiweiß schädlich sein soll, bleibt unklar: Hauptsache, es gibt einen Sündenbock.

Später führte Gibson noch eine zweite Studie an Patienten mit Weizenunverträglichkeit und Reizdarm durch. Die Patienten klagten über Durchfälle oder Verstopfung, Blähungen und Magenschmerzen. Sie waren der Ansicht, ihr Zustand bessere sich, wenn auf Gluten verzichtet würde. Unter einer Gluten- und FODMAP-freien Diät verschwanden die Beschwerden. Danach bekamen einige wieder Gluten, doch die Beschwerden traten nicht wieder auf. Also schlussfolgerte Gibson, dass Weizen möglicherweise der Verursacher ist, aber nicht das darin enthaltene Gluten, sondern eher die Zuckerverbindungen.

FODMAP, bedeutet **F**ermentable, **O**ligo-, **D**i-, **M**onosaccharide **a**nd **P**olyols. Damit sind von Darmbakterien vergärbare Mehrfachzucker, Doppelzucker (wie Laktose/Milchzucker), Einfachzucker (wie Fruktose/Fruchtzucker) und Zuckeralkohole (Süßstoffe) gemeint. Sie sind in glutenhaltigen Getreiden, aber auch in Gemüse, Obst, Süßstoffen und Milchprodukten enthalten. Durch die bakterielle Zersetzung der Zuckerverbindungen entwickeln sich Gase, die Blähungen und Bauchkrämpfe auslösen können, über einen vermehrten Wassereinstrom in den Darm entstehen größere Stuhlvolumina und Durchfall.

Neben den FODMAPs sind möglicherweise auch andere Bestandteile des Weizens für die Beschwerden verantwortlich, zum Beispiel die Amylase-Tripsin-Inhibitoren. Das sind natürliche Eiweißbestandteile glutenhaltiger Getreide, die eine leichte Entzündung im Darm hervorrufen. Auch andere im Weizen enthaltene Eiweißverbindungen könnten eine Rolle spielen.

Daher meidet man mit einem Verzicht auf Weizen nicht nur Gluten, sondern auch die anderen möglichen Auslöser der Beschwerden – was auch immer das nun wirklich ist.

Verschiedene Experten sind sich einig, dass die Weizensensitivität existiert, obwohl die Daten von einem wissenschaftlichen Standpunkt aus eher unzulänglich sind. Lediglich bezüglich der Häufigkeit gibt es unterschiedliche Einschätzungen, denn es liegen keine zuverlässigen Zahlen vor. In Deutschland könnte die Weizensensitivität bei 2 bis 3 % liegen. Zum Vergleich, die Zöliakie als „echte“ glutenbedingte Erkrankung tritt mit einer Häufigkeit von ca. 0,3 % in der Bevölkerung auf.

Der wesentliche Unterschied besteht in den therapeutischen Konsequenzen. Patienten mit Zöliakie müssen sich lebenslang strikt glutenfrei ernähren, sonst drohen akute Beschwerden und ernsthafte Folgeschäden.

„Glutensensitive“ Patienten ohne Nachweis der zöliakietypischen Befunde müssen nicht so streng mit sich sein. Eine weizenfreie Ernährung wäre bei ihnen die Therapie der Wahl.

Ob nun eine Weizensensitivität besteht, oder nur die Vorstellung, sich durch Verzicht auf Gluten etwas Gutes zu tun: Zumindest schadet eine glutenfreie Ernährung nicht und kann durchaus schmackhaft sein. Nur sollte man meiner Meinung nach darauf verzichten daraus eine allgemeingültige Ernährungsempfehlung zu konstruieren und sie anderen Menschen aufzwingen zu wollen.

Die Zöliakie muss von der Weizenallergie und der Weizensensitivität abgegrenzt werden. Ein negativer Nachweis der Gewebstransglutaminase ist kein Beweis für eine Weizensensitivität, die eine Ausschlussdiagnose ist, da es (noch) keinen diagnostischen Test gibt. Die Weizensensitivität ist ein unscharf definiertes Krankheitsbild. Scheinbar ist nicht das Gluten der Auslöser der Beschwerden, sondern im Weizen vorkommende Zuckerverbindungen und/oder bestimmte Eiweißbestandteile. Deshalb führt nur eine weizenfreie Kost zu einer Beschwerdebesserung.

Übersicht: Abgrenzung Zöliakie versus Weizensensitivität und -allergie

	Zöliakie	Weizensensitivität	Weizenallergie
Anamnese	Beschwerden nach Einführung von Weizen, Roggen, Gerste, Dinkel	Besserung unter glutenfreier Diät	–
Beschwerdebeginn	Wochen bis Jahre	Stunden bis Tage	Minuten bis Stunden
Mechanismus	autoimmun	?	allergisch
Gewebe (Dünndarm)	Zottenatrophie Marsh II-III	–	–
Diagnose	tTg-AK + Gewebeuntersuchung	–	Prick-Test, IgE-AK, Provokation
Therapie	lebenslange glutenfreie Ernährung	glutenreduzierte/-freie Ernährung	strikter Verzicht auf glutenhaltige Nahrungsmittel
Komplikationen	Mangelsymptome	–	allergische Reaktionen / anaphylaktischer Schock

8. Nahrungsmittelallergien

Nicht immer handelt es sich um eine Allergie, wenn nach dem Essen Beschwerden auftreten. 10 bis 20 % der Betroffenen glauben unter einer Nahrungsmittelallergie zu leiden. Echte, also immunologisch vermittelte Nahrungsmittelallergien werden allerdings häufiger vermutet als tatsächlich nachgewiesen.

Was ist eine Allergie?

Im Vordergrund bei den Nahrungsmittelallergien stehen IgE-vermittelte Reaktionen vom Soforttyp. Bei der Allergie handelt es sich um eine überschießende Reaktion des Immunsystems auf eigentlich harmlose Eiweißbestandteile von Stoffen, im Fall einer Nahrungsmittelallergie also um eine entsprechende Reaktion auf Eiweißbestandteile eines oder mehrerer Lebensmittel.

Im Rahmen dieser Reaktion werden IgE-Antikörper produziert, die aus den Mastzellen Histamin freisetzen und zu einer Reihe von Symptomen führen, wie zum Beispiel Hautausschlag, Juckreiz, Durchfall, Übelkeit, manchmal kommt es sogar zu einem lebensbedrohlichen Schock.

Mastzelle mit IgE-AK – Degranulation

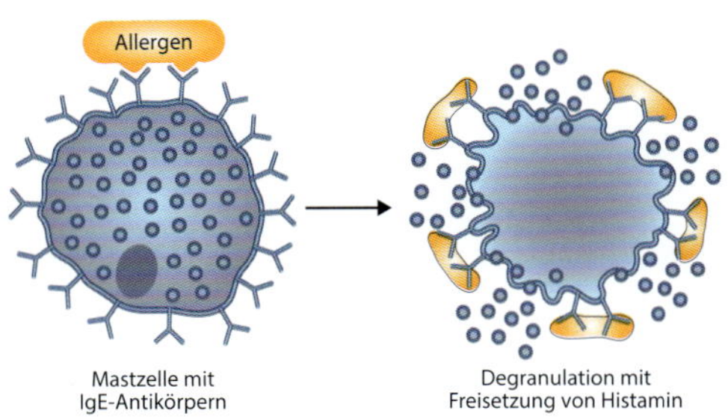

In Deutschland leiden etwa 4 bis 6 Prozent der Kinder und 2 bis 3 Prozent der Erwachsenen an einer solchen Allergie. Bestimmte Nahrungsmittel lösen häufiger Lebensmittelallergien aus als andere. Hierzu zählen Nüsse, Schalentiere, Sojabohnen, Hühnereier und Milch.

Was ist ein Allergen?

Vereinfacht gesagt, ist ein Allergen eine Substanz, die eine überschießende Immunantwort auslöst.

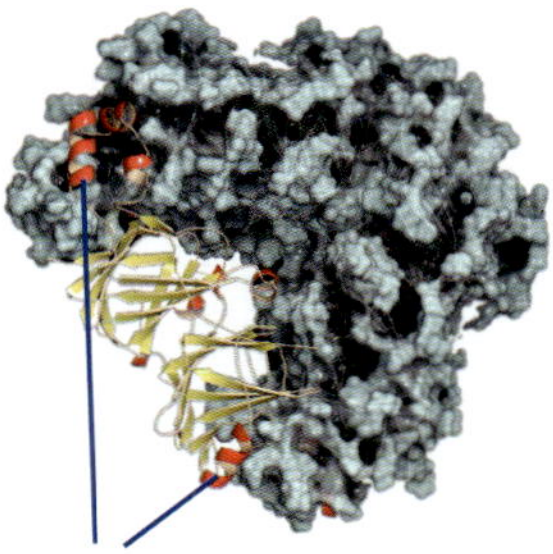

Die farbig gekennzeichneten Anteile sind die allergieauslösenden Eiweißmoleküle

Fast alle Allergene sind Eiweiße (oder Eiweißverbindungen). Jedes Eiweiß hat eine einzigartige Struktur, die das Immunsystem als Freund oder Feind identifiziert. Der genaue Mechanismus ist nicht bekannt. Vielleicht spielt die Form des Eiweißmoleküls, seine Größe oder Stabilität und damit die Dauer der Aufspaltung durch den Körper eine Rolle.

Was beeinflusst das Auftreten einer Allergie?

Damit eine Allergie auftreten kann, also eine IgE-vermittelte Immunantwort, muss es im Rahmen eines Erstkontakts zunächst zu einer Sensibilisierung gegen ein bestimmtes Eiweiß kommen – das heißt, das Immunsystem betrachtet es als feindlich. Beim nächsten Kontakt mit dem entsprechenden Eiweiß wird dann die Abwehrreaktion in Gang gesetzt.

Die Zahl der Allergien hat insgesamt zugenommen. Natürlich hat sich die Diagnostik verbessert und die mediale Aufmerksamkeit ist größer, das allein reicht jedoch nicht als Erklärung. Verschiedene Erklärungsansätze versuchen die Gründe auszuleuchten. Eine übertriebene Hygiene könnte eine Rolle spielen. „Damals gab es keine Allergien, wir haben noch im Dreck gespielt", das hört man oft von älteren Menschen. Wenn das Immunsystem sich nicht mit verschiedensten Allergenen auseinandersetzen und diese „kennenlernen" kann, wird es im Fall eines späteren Kontakts unter Umständen überreagieren.

Faktoren, die das Entstehen von Allergien möglicherweise begünstigen:

- ➔ Schadstoffe in der Außenluft (Schwefeldioxid, Stickstoffoxid, Ozon)
- ➔ Schadstoffe im Haus (Passivrauchen, Formaldehyd)
- ➔ Bauweise mit dicht abgeschlossenen Räumen und hoher Luftfeuchtigkeit (Milben, Schimmelwachstum)
- ➔ zunehmende Zahl an Haustieren
- ➔ neuartige Kosmetika
- ➔ Nahrungsmittelzusatzstoffe
- ➔ erweitertes Nahrungsangebot

Rauchen in der Schwangerschaft, Frühgeburt, ein wiederholter Kontakt mit kleinen Allergenmengen in den ersten Lebensjahren sowie das frühe Zufüttern von Kuhmilch und Beikost erhöhen das Allergierisiko. Ausschließliches Stillen in den ersten 6 Monaten zögert das Auftreten von Allergien bei Kindern hinaus.

Die Darmflora scheint ebenfalls eine wichtige Rolle bei der Entstehung beziehungsweise Verhinderung von Nahrungsmittelallergien zu spielen, insbesondere die Lactobacillen und die Bifidusbakterien.

Untersuchungen bei Allergikern haben eine verminderte Vielfalt von Darmbakterien gezeigt. Ursache hierfür scheint eine in den ersten Lebensmonaten aufgetretene Störung der normalen Entwicklung der Darmflora zu sein, möglicherweise bedingt durch zu strikte Hygienemaßnahmen.

Kleinkinder sind anfälliger für eine Nahrungsmittelallergie was wahrscheinlich auch an ihrem noch unausgereiften Verdauungstrakt liegt, der durchlässiger für bestimmte allergieauslösenden Eiweiße zu sein scheint.

Im Erwachsenenalter sind die Nahrungsmittelallergien in etwa 60 % der Fälle Kreuzreaktionen insbesondere mit Pollen („pollenassoziierte Nahrungsmittelallergien“), aber auch mit anderen Allergenen, die über die Luft eingeatmet werden (inhalative Allergene). Nur in ca. 10 Prozent der Fälle äußern sich diese in Symptomen des Verdauungstrakts.

Ursache sind kreuzreagierende Strukturen sowohl in Inhalations- als auch in Nahrungsmittelallergenen.

> Immunologische Kreuzreaktionen sind bei Jugendlichen und Erwachsenen die häufigste Ursache für Nahrungsmittelallergien.

„Echte“ Nahrungsmittelallergien – im Gegensatz zu den Kreuzreaktionen – treten normalerweise bereits in den ersten Lebensmonaten oder -jahren auf. Entscheidend dafür, ob ein Nahrungsmittel verzehrt werden darf, ist nicht ein positiver Allergietest, sondern ob der Patient nach Genuss der entsprechenden kreuzreagierenden Nahrungsmitteln Beschwerden verspürt oder nicht.

Welche Symptome gibt es?

Haut

- Schwellung von Gesicht, Lippen und Zunge
- Bindehautentzündung (Konjunktivitis) mit juckenden, geröteten und tränenden Augen und erhöhter Lichtempfindlichkeit
- Juckreiz
- Ekzeme (nichtinfektiöse Entzündungen der Haut und Schleimhaut)
- Nesselausschlag mit Quaddeln

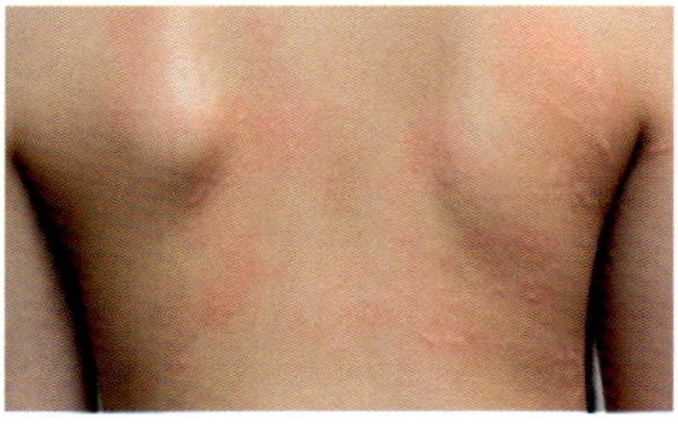

Atemwege

- ➔ Husten und Atemnot bis hin zu Asthma-Anfällen (anfallsartige, schwere Atemnot mit Verengung der Atemwege)
- ➔ Niesattacken mit starker wässriger Sekretion und Naselaufen oder verstopfte Nase durch Anschwellen der Schleimhäute

Magen-Darm-Trakt

- ➔ Reaktion des Verdauungstrakts in Form von Durchfall, Blähungen, Erbrechen, Koliken (selten isoliert, meist Teilsymptom)
- ➔ orales Allergie-Syndrom (OAS): im Mund, auf der Zunge und an den Lippen treten Kribbeln, Jucken, Brennen oder Schwellungen auf.

Herz- und Kreislauf

- ➔ bis zu zwei Stunden nach der Nahrungsaufnahme auftretende schwere Reaktion mit Blutdruckabfall, Atemnot bis hin zum anaphylaktischen Schock

Diagnostik

Krankheitsvorgeschichte

Im Idealfall kann der Betroffene seine Beschwerden einem oder mehreren Nahrungsmitteln zuordnen und hat zusätzlich ein Ernährungs-/Symptomtagebuch über einen Zeitraum von einer bis zwei Wochen geführt. Da es sich typischerweise um Sofortreaktionen handelt, sollte ein Zusammenhang klar erkennbar sein.

Wichtige Fragen im Zusammenhang mit einer Allergie sind:

- ➔ Bestehen Inhalationsallergien (Pollen, Hausstaubmilben, Tiere?) beim Betroffenen und/oder in der Familiengeschichte?
- ➔ Bestehen Begleiterkrankungen, z. B. Asthma bronchiale, Diabetes mellitus, chronisch-entzündliche Darmerkrankungen?

- Bestehen schon andere Nahrungsmittelunverträglichkeiten (Laktose, Fruktose, Histamin)?
- Traten bereits anaphylaktische Reaktionen oder Urtikaria auf?
- Sind unter den Symptomen Magen-Darm-Beschwerden?
- Werden Medikamente eingenommen?
- Treten Symptome nach körperlicher Belastung auf?
- Treten die Beschwerden zu bestimmten Jahreszeiten auf?
- Ernährungsgewohnheiten?
- Lebensumstände?

Hauttest (Pricktest)

Der Standardtest umfasst 15 bis 20 Testlösungen mit den häufigsten allergieauslösenden Stoffen: Pollenallergene, Hausstaubmilben, Tierbestandteile und Schimmelpilzsporen. Bei entsprechender Fragestellung können auch Nahrungsmittel in ihrer natürlichen Form (also nicht als Extrakt) getestet werden. Diese Allergene werden in Tropfenform auf den Unterarm aufgetragen und mit einer Nadel beziehungsweise Lanzette in die Haut eingestochen.

Das Ergebnis, im positiven Fall eine Quaddelbildung, wird mit Histamin und einer wässrigen Lösung verglichen, die als Kontrolle ebenfalls aufgetragen werden. Histamin wird hierbei immer positiv sein, die wässrige Lösung nicht. Der Durchmesser der Quaddeln und die Rötung geben einen Hinweis auf die Stärke der allergischen Reaktion; die Daten werden entsprechend in einem Testprotokoll gewertet.

IgE-Bestimmung

Es können die Gesamt-IgE-Antikörper bzw. spezifische IgE-Antikörper gegen einzelne Nahrungsmittelallergene (z. B. Erdnuss) bestimmt werden.

Die IgE-Bestimmung birgt jedoch einige Fallstricke. So ist ein hohes Gesamt-IgE für das Vorliegen einer Allergie nicht beweisend, andererseits schließt ein normales Gesamt-IgE eine Allergie nicht aus.

Einzelne Nahrungsmittel (z. B. Spinat, Tomate, grüner Apfel) und ausgewählte Nahrungsmittelmischungen (Obst-, Nuss-, Getreidemischung usw.) können getestet werden.

Leider sind Abweichungen zwischen den Ergebnissen der IgE-Bestimmung und den vom Patienten geklagten Beschwerden, dem Hauttest oder der oralen Provokation möglich. Ein positiver IgE-Test muss nicht zwangsläufig bedeuten, dass eine entsprechende Reaktion auf das getestete Nahrungsmittel auftritt.

Bei Nachweis spezifischer IgE wie etwa gegen Haselnuss liegt nach einem Erstkontakt zunächst nur eine Sensibilisierung gegen das Allergen vor. Das hat noch keine allergische Reaktion zur Folge, das Allergen ist jetzt jedoch als „Feind" bekannt. Bei einem erneuten Kontakt kann dann die allergische Reaktion ablaufen. Nur bei einer entsprechenden Symptomatik nach Verzehr von Haselnüssen ist von einer tatsächlichen Haselnussallergie auszugehen.

Die Bestimmung von spezifischen IgE im Blut und die Hauttestung sind in der Allergiediagnostik prinzipiell als gleichwertig zu betrachten! Bei der Diagnostik von Nahrungsmittelallergien ist die Bestimmung spezifischer IgE-Antikörper allerdings besser geeignet. Sie kann unabhängig von den Kriterien Alter, Hautzustand, Medikation, Symptomen, Aktivität der Erkrankung oder Schwangerschaft des Patienten durchgeführt werden.

Mit einem Bluttest (IgE-Antikörper-Bestimmung) weiß man, ob eine Sensibilisierung vorliegt oder nicht. Wenn die Sensibilisierung mit der Symptomatik des Patienten zusammenpasst, handelt es sich um eine Allergie.

Molekulare Allergiediagnostik

Das ist die modernste Form der Allergiediagnostik, erläutert am Beispiel der Erdnuss.

Weist ein IgE-Test eine Erdnuss-Sensibilisierung nach, weiß man noch nicht, ob es sich um eine „echte" Allergie gegen Erdnüsse handelt. Es könnte sich auch nur um eine Kreuzreaktion handeln, die nicht so dramatische allergische Reaktionen zur Folge hat.

Die Erdnuss ist zunächst als Allergenquelle zu betrachten, die aus mehreren Allergenkomponenten besteht – also nicht die gesamte Erdnuss löst eine Allergie aus, sondern eine der Komponenten. Allergenkomponenten sind bestimmte Eiweißstrukturen, die in ihrem Aufbau Ähnlichkeiten aufweisen.

Sie können für die jeweilige Allergenquelle (z. B. Erdnuss) spezifisch sein, finden sich also dann nur in dieser Allergenquelle (beziehungsweise in sehr nahe verwandten Arten). Jede Allergenquelle weist eine oder mehrere spezifische Komponenten auf.

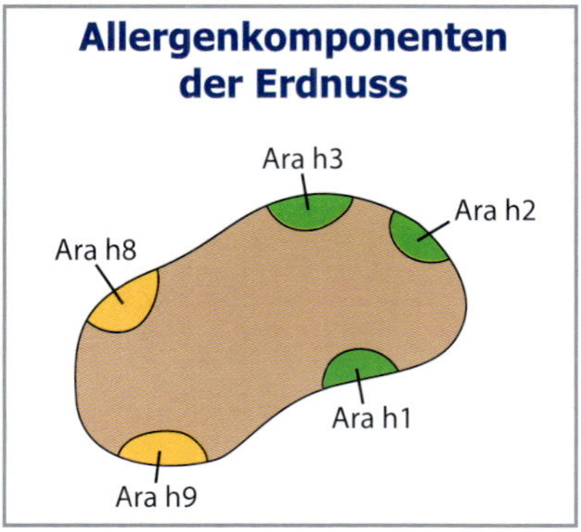

So besitzt die Erdnuss beispielsweise drei spezifische Allergenkomponenten: Ara h 1, Ara h 2 und Ara h 3 sowie zwei kreuzreagierende Komponenten, die mit dem Hauptallergen Bet v 1 aus Birkenpollen kreuzreagibel sind: Ara h 8 und Ara h 9 (**Ara h** ist die Abkürzung für die lateinische Bezeichnung der Erdnuss *Arachis hypogaea.*)

Finden sich IgE-Antikörper gegen eine dieser spezifischen Allergiekomponenten, handelt es sich um eine echte Sensibilisierung. In diesem Fall

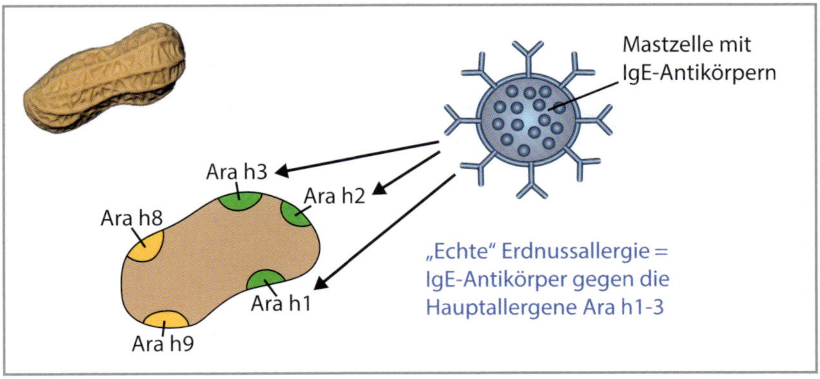

löst die Allergenquelle die Allergie aus. Antikörper gegen die kreuzreagierenden Komponenten (auch Nebenallergene genannt) schließen eine „echte" Allergie gegen Erdnüsse aus. Die Antikörper sind gegen eine andere Allergenquelle gerichtet (z. B. Birkenpollen), und aufgrund ähnlicher Strukturen der Allergenkomponenten in der Erdnuss kommt es zu einer Kreuzreaktion.

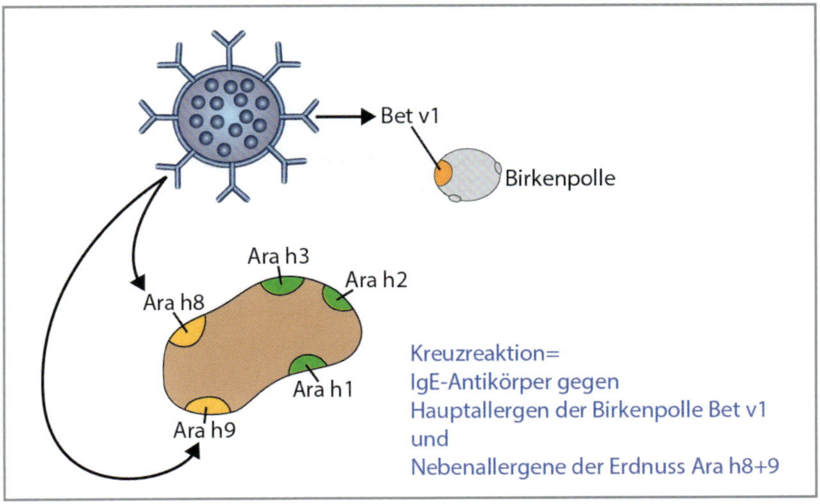

Provokation

Der Goldstandard für die Diagnostik von Nahrungsmittelallergien ist – neben der Besserung oder dem Verschwinden der Beschwerden – eine positive orale Nahrungsmittelprovokation.

Die Nahrungsmittelprovokation dient der Unterscheidung zwischen einer Sensibilisierung und einer klinisch relevanten Nahrungsmittelallergie.

Eine orale Provokation bei Nahrungsmittelallergien sollte in folgenden Fällen durchgeführt werden:

- bei positiven IgE-Antikörpern, ohne dass das betreffende Nahrungsmittel bisher verzehrt wurde (wenn bei einem Säugling eine Sensibilisierung auf Erdnüsse besteht, hätte diese über die Muttermilch erfolgen können. Aber darf er jetzt nie mehr Erdnüsse essen?)
- Es besteht keine eindeutige allergische Reaktion auf ein Nahrungsmittel
- Das vermeintlich Beschwerden verursachende Lebensmittel verfügt über einen ernährungsphysiologisch hohen Wert (Kuhmilch für Kinder)
- Das verdächtige Nahrungsmittel ist nicht wichtig, lässt sich aber schwer vermeiden (z. B. Hühnerei)
- Das Lebensmittel könnte ernsthaft die Gesundheit gefährden , wenn eine Allergie vorliegt (Erdnuss)

Der Provokationstest muss unter ärztlicher Beobachtung, am besten stationär, durchgeführt werden. Sollte ein anaphylaktischer Schock auftreten, können sofort medizinische Maßnahmen ergriffen werden. Deshalb ist dringend davon abzuraten, zu Hause eigenmächtig einen „Provokationstest" durchzuführen!

Vor einer oralen Provokation muss der Patient zunächst eine ein- bis zweiwöchige Eliminationsdiät durchführen, bei der er auf die verdächtigen Nahrungsmittel verzichtet.

Bei dem Test selbst wird dem Patienten das Allergen dann alle 30 Minuten in langsam steigenden Dosen verabreicht.

Bei fehlender Reaktion auf diese Testung (ca. 10 Prozent der Patienten) wird am nächsten Tag die Gesamtdosis der Allergenmenge des ersten Tags auf einmal verabreicht.

Aufgrund der stetig steigenden Dosierung des Allergens an Tag 1 können die Patienten am Ende des ersten Tages der oralen Provokation „klinisch tolerant" gegenüber dem Allergen sein. Eine dauerhafte immunologische Toleranz ist jedoch nicht erfolgt, sodass die zweite Testung durchaus zu einem positiven Ergebnis führen kann.

Im weiteren Verlauf werden die relevanten Allergene nacheinander getestet. Reagiert der Patient allerdings auf ein Allergen mit Symptomen derart, dass Medikamente eingesetzt werden müssen, wird der Provokationstest für ungefähr 24 Stunden unterbrochen. Die Pause ist erforderlich, weil die Medikamente die Immunantwort unterdrücken und die Symptome auf nachfolgende Allergene „maskieren". Nach der eintägigen Unterbrechung sollte der Test wiederholt werden.

Die echten Nahrungsmittelallergien

Das Hauptallergen ist im Nahrungsmittel selbst enthalten und löst eine Reaktion aus, im Gegensatz zu den Kreuzreaktionen, bei denen das Immunsystem eigentlich auf andere Allergenquellen reagiert und wegen der strukturellen Ähnlichkeit auch auf bestimmte Eiweiße in Nahrungsmitteln.

Bestimmte Nahrungsmittel lösen häufiger Lebensmittelallergien aus als andere. Hierzu zählen Nüsse, Schalentiere, Sojabohnen, Hühnereier und Milch. Im Kindesalter stehen Allergien gegen Ei, Milch, Soja und Fisch im Vordergrund.

Milcheiweiß

Es handelt sich um eine allergische Reaktion auf ein oder mehrere Eiweiße der Kuhmilch, von denen vor allem das Kasein sowie die Molkeneiweiße Beta-Lactoglobulin und Alpha-Laktalbumin als häufigste Auslöser gelten.

Die Molkeneiweiße sind hitzelabil, können also durch Kochen zerstört werden. Da nicht jeder Kuhmilch-Allergiker auf alle Komponenten reagiert, vertragen die Betroffenen teilweise gekochte Milch oder ein Sauermilchprodukt.

Kuhmilch und Milcheiweiß sind in zahlreichen verarbeiteten Nahrungsmitteln enthalten, weshalb häufig auf pflanzliche Ersatzprodukte zurückgegriffen werden muss (darunter fallen Soja-, Hafer-, Reis- und Kokosmilch).

Die gute Nachricht: bei Kuhmilchallergien verschwinden mehr als 50 Prozent der Allergien vor Erreichen der Pubertät wieder. Die Milchallergie ist von der Milchzuckerintoleranz abzugrenzen, bei der es sich um einen Enzymdefekt handelt.

Hühnerei

Wie bei der Milch können verschiedene Eiweiße allergische Reaktionen auslösen.

Das häufigste ist das Ovalbumin im Eiklar, das durch Erhitzen zerstört werden kann. Andere Eiweiße sind leider hitzestabil, deswegen muss Ei in jeder Form gemieden werden.

Das Hühnereiweiß besitzt eine stärkere allergene Wirkung als das Eigelb, was jedoch nicht bedeutet, dass Eigelb vertragen wird. Das Eigelb enthält auch Allergene – Eiweiß und Eigelb sauber voneinander zu trennen, ist ziemlich schwierig. Auch bei einigen Impfstoffen ist Vorsicht geboten, denn sie enthalten Eiproteine – so etwa die Grippeimpfung!

Soja

Die Sojabohne gehört – wie Erdnuss – zur Familie der Hülsenfrüchte (Leguminosen). Soja ist in vielen Nahrungsmitteln enthalten beziehungsweise verarbeitet, was eine Vermeidung erschwert. Vor allem für Vegetarier ist Soja eine wichtige fleischlose Eiweißquelle (Tofu!).

Es ist in Backwaren enthalten, findet als Milchersatz Verwendung und wird Nahrungsmitteln beigefügt, um ihren Eiweißgehalt zu erhöhen.

Die häufigste Form ist aber die pollenassoziierte Sojaallergie (siehe Kreuzreaktionen).

Erdnuss

Mit zunehmendem Alter wird die Erdnussallergie häufiger und kann schwere allergische Reaktionen auslösen.

Die Hülsenfrüchte lösen selbst in geringsten Spuren Allergien aus, so dass beim Backen besonders eine Kontamination vermieden werden muss. Aufgrund der vermehrten Verwendung von Erdnüssen in der Lebensmittelindustrie, steigt die Anzahl von Allergikern in Deutschland an. Bei Kindern gilt die Erdnuss als relevantestes Nahrungsmittelallergen: 10 Prozent der Kinder und Jugendlichen unter 18 Jahren sind sensibilisiert. Im Vergleich zu anderen Nahrungsmittelallergien fallen die Symptome einer Erdnussallergie häufig besonders stark aus.

Weizen

Eine Weizenallergie macht sich meistens schon im Säuglingsalter bemerkbar. Im Erwachsenenalter ist sie eher selten, sie kann aber als eine Sonderform, der weizenabhängigen, anstrengungsinduzierten Anaphylaxie (WDEIA = wheet dependent exercise induced anaphylaxia) auftreten. Sie findet sich häufig bei Menschen, die extrem viel Sport treiben. Diese müssen Weizen nicht strikt meiden, sollten aber circa drei Stunden vor starker körperlicher Belastung keine Weizenprodukte mehr zu sich nehmen.

Die Weizenallergie ist nicht mit einer Zöliakie zu verwechseln! Ist eine Weizenallergie nachgewiesen, müssen Weizen und verwandte Getreidesorten generell gemieden werden. Ein Weizenallergiker kann nicht auf glutenfreie Produkte zurückgreifen, da diese Weizenstärke enthalten können.

- → Meiden Sie Fertigprodukte. Auch in Fischkonserven, Käsemischungen, Wurst, Gewürzmischungen etc. kann Weizen enthalten sein.
- → Weizen gehört zu den kennzeichnungspflichtigen Allergenen und muss auf den Zutatenlisten ausgewiesen werden.
- → Da es bei loser Ware keine Kennzeichnungspflicht gibt, suchen Sie sich einen Bäcker, der garantiert weizenfreies Brot im Sortiment hat.
- → Schaffen Sie sich Notrationen durch Einfrieren oder haltbare Backwaren, wie Knäckebrot.
- → Für manche ist selbst gebackenes Brot eine gute und vor allem sichere Alternative.

Sellerie

In Mitteleuropa ist Sellerie eines der häufigsten Allergene und kann auch nach dem Kochen allergische Reaktionen auslösen, da nicht alle Allergene durch Hitze zerstört werden.

Gefahrensituationen

Nahrungsmittelallergene werden immer mit dem Essen aufgenommen, können aber auch durch direkten Kontakt oder beim Einatmen in den Körper gelangen.

Insbesondere Erdnüsse weisen ein höheres Risiko auf. In kleineren abgeschlossenen Räumen (Flugzeug, Konferenzräume) können leichter allergische Reaktionen auftreten. Beim Essen in Restaurants oder bei Freunden sollten Betroffene nachfragen, welche Zutaten benutzt werden.

Die Kreuzreaktionen

Es besteht eine botanische Verwandtschaft zwischen Pflanzen und Nahrungsmitteln. So ist es nicht verwunderlich, dass auch Eiweißstrukturen in Pflanzenallergenen und verwandten Nahrungsmitteln ähnlich sind und ein Pollenallergiker früher oder später auch auf bestimmte Nahrungsmittel reagieren kann. Eine typische Kreuzreaktion wäre, wenn jemand, der allergisch gegen Birkenpollen ist, einen Apfel isst und anschließend ein pelziges Gefühl an den Lippen und im Rachen verspürt (orales Allergiesyndrom, OAS). Allergiker, die auf Baumpollen reagieren haben häufig Probleme mit rohem Stein- oder Kernobst wie Apfel, Aprikose, Pfirsich, Birne, Kirsche und Haselnuss. Andere, die auf Gräser- und Getreidepollen (sowie auf deren Produkte) reagieren, können auf Hülsenfrüchte, wie Bohne, Erbse, Erdnuss, Linse und Soja ebenfalls allergisch reagieren. Der wichtigste allergieauslösende Getreidepollen ist Roggen.

Übersicht über einige Kreuzreaktionen	
Allergen	**Kreuzreaktion häufig/möglich**
Beifuß	Anis, Curry, Kamille, Karotte, Sellerie, Apfel, Birne, Dill, Erbse, Erdnuss, Fenchelsamen, Haselnuss, Kiwi, Koriander, Kümmel, Mango, Ölbaum (Olivenbaum), Paprikagewürz, Pfeffer, Pfirsich, Tomate, Wermut
Birkenpollen	Apfel, Birne, Curry, Karotte, Kastanie, Kiwi, Sellerie, Tomate, Anis, Banane, Fenchelsamen, Haselnuss, Kamille, Kartoffel, Kirsche, Koriander, Kümmel, Lychee, Mango, Ölbaum (Olivenbaum), Orange, Paprikagewürz, Petersilie, Pfeffer, Pfirsich, Raps, Sojabohne
Haselpollen	Apfel, Birne, Aprikose, Kirsche, Pfirsich und Pflaume
Latex	Avocado, Banane, Esskastanie, Kiwi, Mango, Melone, Papaya, Tomate, Ananas, Erdnuss, Kartoffel, Passionsfrucht, Pfirsich, Sellerie, Steinobst, Zwetschge, Mirabelle, Pflaume, Kirsche
Roggenpollen	Hafer, Kiwi, Mais, Weizen

Grundlagen der Kreuzreaktion

Die Kreuzreaktion wird korrekt als pollenassoziierte Nahrungsmittelallergie bezeichnet, weil sich die IgE-Antikörper primär gegen Eiweißbestandteile in den Pollen richten.

Diese Eiweißbestandteile ähneln denen in bestimmten Nahrungsmitteln, sodass die Pollen-Antikörper sich auch an diese binden.

In Nord- und Mitteleuropa wird der größte Teil der Pollenallergien durch Birkenpollen ausgelöst.

Die Eiweißstrukturen der Birkenpollen eignen sich, um ein besseres Verständnis für den Entstehungsmechanismus von Kreuzreaktionen zu bekommen.

Die Birkenpollen weisen mehrere Abschnitte auf, an die Antikörper sich binden können. Diese Abschnitte sind nach der lateinischen Bezeichnung für die Birkenpolle Betula verrucosa benannt (bzw. abgekürzt: Bet v) und entsprechend nummeriert.

Bet v 1 ist das Hauptallergen der Birke, mehr als 90 % aller Birkenpollenallergiker weisen eine Sensibilisierung gegen dieses Eiweiß auf.

Es gehört zur sogenannten PR-10-Familie. PR 10 ist ein Eiweiß, das von vielen Pflanzen gebildet wird sowie zur Abwehr von Infektionen und Umweltbelastungen dient (pathogenesis related protein).

Vertreter dieser Proteinfamilie kommen auch in vielen pflanzlichen Nahrungsmitteln vor, so etwa in Erdnüssen und Sojabohnen, da sie miteinander verwandt sind und einen ähnlichen Bauplan haben:

Die Ähnlichkeit ist so groß, das nicht einmal spezifische IgE-Antikörper sie voneinander unterscheiden können.

Im vorher erwähnten Beispiel zeigt eine Person, die allergisch auf Birkenpollen ist, eine Reaktion im Mund- und Rachenbereich nachdem sie einen Apfel gegessen hat.

Birke	Bet v 1
Kirsche	Pru av 1
Sellerie	Api g 1
Soja	Gly m 4
Apfel	Mal d 1
Erdnuss	Ara h 8

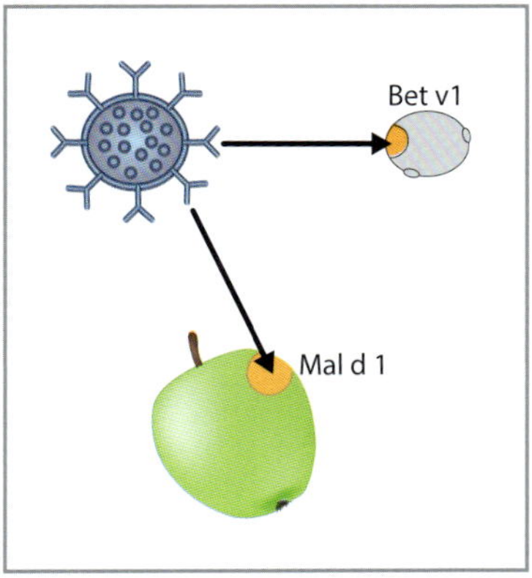

Ein ähnliches Protein im Apfel ist der Eiweißabschnitt Mal d 1 (Malus domestica), der mit dem Hauptallergen der Birkenpollen kreuzreagiert.

Mal d 1 ist instabil, so dass verarbeitete Apfelprodukte, wie Kompotte, Kuchen und pasteurisierte Säfte von Allergikern häufig vertragen werden. Es hat seine höchste Konzentration in der Schale und im Kerngehäuse. Im Apfel kann aber auch Mal d 3 Allergien auslösen; es ist nicht instabil und damit nicht empfindlich gegenüber Erhitzen, so dass auch verarbeitete Apfelprodukte Allergien auslösen können. Dabei kann es auch zur Nesselsucht und zu Magen-Darm-Beschwerden bis hin zu einem anaphylaktischen Schock kommen.

Es gibt noch weitere Nebenallergene

Zeigt ein Pollenallergiker im Haut- oder im IgE-Test Reaktionen auf zahlreiche Nahrungsmittel, muss nicht wirklich eine multiple Allergie vorliegen. Eine solche positive Reaktion mancher Patienten auf sämtliche Pollenextrakte kann daran liegen, dass bestimmte Panallergene diese Reaktionen nur vortäuschen. Panallergene (= Allergene, die in vielen Allergenquellen vorkommen) sind Eiweißstoffe, die entweder Profiline oder Procalcine genannt werden. Profiline kommen in allen Pollen und fast allen pflanzlichen Nahrungsmitteln vor, Procalcine hingegen nur in Pollen.

Daher ist es in diesen Fällen nötig, die Sensibilisierung auf die Hauptallergene zu überprüfen. Zurzeit ist das ausschließlich mit einem IgE-Test gegen das spezifische Hauptallergen möglich.

Die Hauptallergene lösen die primäre allergische Reaktion aus. Sie können zu Kreuzreaktionen führen, indem die IgE-Antikörper mit ähnlichen Nebenallergenen verwandter Nahrungsgmittel reagieren. Diese gehören entweder zur PR-10- Familie, oder sind Profiline beziehungsweise Procalcine. Häufig ist das orale Allergiesyndrom eine Folge dieser Kreuzreaktion.

Wie identifiziert man die wahren Auslöser bei einer pollenassoziierten Nahrungsmittelallergie?

Eine Patientin klagt mit 8 Jahren während der Pollensaison über Fließschnupfen und rote Augen. Der Allergietest ergibt eine Sensibilisierung gegen Birkenpollen. Einige Jahre später treten nach dem Verzehr von Erdnüssen ein pelziges Gefühl auf der Zunge, Juckreiz im Rachen und eine Lippenschwellung auf.

Der IgE-Test ergibt ein positives Ergebnis für Erdnuss.

Jetzt ist die Frage: Handelt es sich um eine Kreuzreaktion oder um eine „echte" Erdnussallergie?

Echte Erdnussallergien können heftige Reaktionen bis hin zu einem anaphylaktischen Schock auslösen, insofern ist die Beantwortung der Frage für die Patientin von erheblicher Relevanz. Sie müsste ständig einen Autoinjektor bei sich tragen, mit dem sie sich im Notfall selbst Adrenalin injizieren kann.

Die Analyse der Allergenkomponenten ergibt einen positiven Nachweis für die Hauptallergene:

- ➔ Ara h 2
- ➔ Ara h 1
- ➔ Ara h 3

Die Nebenallergene Ara h 8 und Ara h 9 werden nicht nachgewiesen. Somit handelt es sich um eine „echte" Erdnussallergie.

Eine andere Patientin weist ebenfalls eine Birkenpollenallergie auf, sie entwickelt nach dem Verzehr von Erdnüssen und Soja allergische Symptome.

Die Analyse der Allergenkomponenten ergibt einen positiven Nachweis für die Nebenallergene:

- ➔ Ara h 8
- ➔ Gly m 4

Die Hauptallergene der Erdnuss beziehungsweise der Sojabohne werden nicht nachgewiesen. Es handelt sich um eine pollenassoziierte Nahrungsmittelreaktion.

Erklärung:
Aufgrund der großen Ähnlichkeit erkennen die Bet v 1-Antikörper eines Birkenpollenallergikers die Proteine Gly m 4 in der Sojabohne und Ara h 8 in der Erdnuss, was zu Kreuzreaktionen führt. Bet v 1 ist das Hauptallergen der Birkenpollen, Gly m 4 und Ara h 8 sind die Nebenallergene der Sojabohne bzw. der Erdnuss. Alle gehören zur PR-10-Familie.

Kreuzreaktion Birkenpolle / Erdnuss / Sojabohne

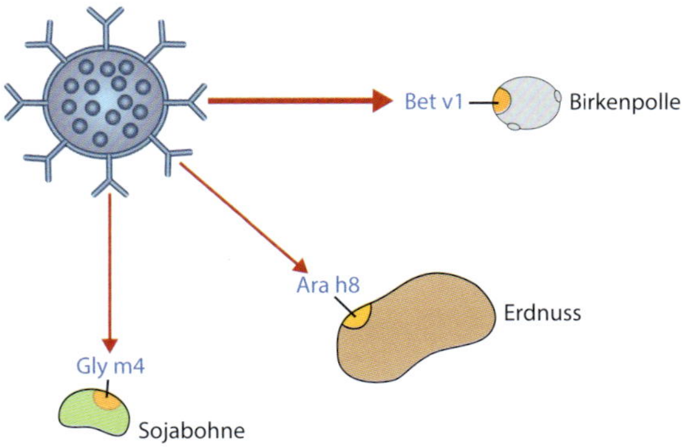

Therapie

Voraussetzung für jede Form einer Therapie ist eine eindeutige Diagnose. Der Nachweis einer Sensibilisierung allein reicht nicht aus. Prinzipiell stehen drei Ansätze zur Verfügung:

- → Ernährungstherapie (Karenz und Ernährungsberatung)
- → medikamentöse Unterdrückung der allergischen Reaktion
- → Unterdrückung der durch Allergene ausgelösten Immunantwort

Ernährungstherapie: Karenz und Ernährungsberatung

Beschwerdefreiheit kann am einfachsten durch Meidung des allergieauslösenden Nahrungsmittels bewirkt werden. Hier ist die Zusammenarbeit zwischen Arzt und einer allergologisch versierten Ernährungsfachkraft wichtig: Der Arzt stellt die Diagnose, die Ernährungsfachkraft entwirft einen individuellen Kostplan. Symptome einer Nahrungsmittelallergie können vielfältig sein und mehrere Organsysteme betreffen. Der Schweregrad schwankt zwischen relativ milden (wie das orale Allergiesyndrom) und potenziell tödlichen Reaktionen (etwa ein anaphylaktischer Schock).

30 Prozent der gefährlichen anaphylaktischen Reaktionen auf Nahrungsmittel werden durch einen unbeabsichtigten Verzehr des auslösenden Allergens verursacht! Im Falle einer Allergie lösen einige Lebensmittel häufiger solch schwerwiegende Reaktionen aus als andere:

- Erdnuss
- Baumnüsse
- Soja
- Fisch
- Krusten- und Weichtiere
- Kuhmilch
- Hühnerei
- Sellerie

Die Art wie ein Nahrungsmittel verarbeitet wird, spielt ebenfalls eine große Rolle. So sind viele Allergene in Obst und Gemüse thermolabil, also empfindlich für Hitze, und verursachen nach dem Kochen keine Beschwerden. In roher Form können Obst (z. B. Apfel, Birne, Pfirsich, Kirsche) und Gemüse (z. B. Knollensellerie, Karotte, Paprika) jedoch zu einem oralen Allergiesyndrom führen (siehe oben). Kräuter und Gewürze weisen dagegen vor allem thermostabile Allergene auf, die durch Kochen nicht zerstört werden und so Beschwerden verursachen können.

Um die problematischen Allergene zu meiden, muss man wissen, in welchen Lebensmitteln und Zutaten sie enthalten sind.

Woher erhält ein Allergiker zuverlässige Informationen über die Zusammensetzung der Lebensmittel?

Grundsätzlich gibt es bei verpackten Lebensmitteln zwei Informationsquellen:

1. Die Allergen-Kennzeichnung.

Sie nennt die Zutaten, die zu den häufigsten Allergenen gehören. Diese Kennzeichnung der 13 wichtigsten Allergenquellen (und Sulfit) ist seit Ende 2007 in der EU Pflicht auf allen verpackten Lebensmitteln (Fertigpackungen):

- ➔ Glutenhaltiges Getreide (Weizen, Roggen, Gerste, Hafer, Dinkel, Kamut oder Hybridstämme davon) sowie daraus hergestellte Erzeugnisse
- ➔ Krebstiere (Garnelen, Krabben, Hummer) und Krebstiererzeugnisse
- ➔ Weichtiere (Tintenfische, Schnecken, Muscheln) und Weichtiererzeugnisse
- ➔ Eier und Eiererzeugnisse
- ➔ Fisch und Fischerzeugnisse
- ➔ Erdnüsse und Erdnusserzeugnisse
- ➔ Soja und Sojaerzeugnisse
- ➔ Lupine und Lupinenerzeugnisse
- ➔ Milch und Milcherzeugnisse (einschließlich Laktose)
- ➔ Schalenfrüchte (Cashewkerne, Haselnuss, Macadamianuss/Queenslandnuss, Mandel, Paranuss, Pistazie und Walnuss) und daraus hergestellte Erzeugnisse
- ➔ Sellerie und Sellerieerzeugnisse
- ➔ Senf und Senferzeugnisse
- ➔ Sesamsamen und Sesamsamenerzeugnisse
- ➔ Schwefeldioxid und Sulfite (bei einer Konzentration von mindestens 10 mg/kg oder mg/l)

2. Der Hinweis für Allergiker, dass eine mögliche Verunreinigungen mit Allergenen nicht auszuschließen ist

Bis Dezember 2014 handelte es sich um eine freiwillige Angabe der Lebensmittelanbieter aus Gründen der Produkthaftung. Sie war aber weder verpflichtend noch aussagekräftig hinsichtlich der Höhe möglicher Verunreinigungen.

Seit Dezember 2014 sind nach der neuen Lebensmittelinformationsverordnung Angaben zu Allergenen nicht nur für verpackte Lebensmittel verpflichtend, sondern auch für „lose“, nicht verpackte Lebensmittel, die z. B. in Restaurants und Cafés verkauft werden.

Liebe Gäste,
soweit Sie von Allergien betroffen sind,
melden Sie sich bitte beim Service!

Von unseren Mitarbeitern erhalten Sie dann
einen Allergiker-Ordner, der Ihnen Auskunft
über die in unseren Speisen enthaltenen
allergenen Zutaten gibt.

Seit dem 13. Dezember 2014 wird in der
Europäischen Union das Lebensmittelkennzeichnungsrecht durch die europäische Lebensmittelinformations-Verordnung (LMIV) vereinheitlicht.

Im Zuge dessen müsssen wir Sie verpflichtend über
allergene Zutaten und Stoffe in unseren Gerichten
informieren.

Wenn unverträgliche Nahrungsbestandteile nicht unter die Allergenkennzeichnung fallen, z. B. Gewürze (Pfeffer) oder Kräuter (Petersilie), sollten Betroffene den Hersteller nach den Zutaten fragen. Die Kontaktadressen finden sich auf der Verpackung oder der Homepage des Unternehmens.

Spezielle allergenfreie Produkte kann man über die Webseiten verschiedener Anbieter kaufen, z. B. nussfreie Schokolade, milch-, ei- und sojafreie Reismilchschokolade, selleriefreie Gemüsebrühe etc. Beispielhaft seien hier die Seiten www.allergikerparadies.de und www.naschbaer.com genannt.

Praktische Tipps zum Einkauf und zur Zubereitung

- ➔ Koch- und Backbücher mit allergenfreien Rezepten beziehungsweise online verschiedene Webseiten
- ➔ frische und wenig verarbeitete Nahrungsmittel kochen
- ➔ Gegarte Nahrungsmittel bevorzugen (statt rohe), insbesondere wenn eine pollenassoziierte Nahrungsmittelallergie besteht
- ➔ keine Mischgewürze und eher wenige Kräuter verwenden, die in der Regel gut verträglich sind (Zitronenmelisse, Muskatnuss, Lorbeerblatt, Kresse, Nelke)
- ➔ Kontaminationen im Haushalt vermeiden:
  - unterschiedliches Kochgeschirr für den Allergiker
  - getrennte Lagerung der Zutaten

Medikamentöse Therapie

Antihistaminika

Wer schon mal eine allergische Reaktion der Haut hatte, erinnert sich sicher an den juckenden Ausschlag, der einen schier in den Wahnsinn trieb. Ebenso bleibt die Erleichterung im Gedächtnis haften, die sich nach Einnahme dieser kleinen Tablette einstellte: Der Juckreiz ließ nach, wenig später setzte allerdings eine leichte Müdigkeit ein. Hierbei handelte es sich um ein älteres Antihistaminikum der 1. Generation, zum Beispiel das Tavegil (Inhaltsstoff: Clemastin). Neuere Antihistaminika (der 2. und 3. Generation) haben den Vorteil, dass sie nicht mehr die oder nur in geringem Maße müde machen, weil sie die Blut-Hirn-Schranke nicht oder nur in kleinen Mengen passieren. Sie sind ein wichtiger Bestandteil der Therapie allergischer Reaktionen vor allem der Haut sowie bei allergischem Schnupfen und Bindehautreizung des Auges.

Bei allergischen Erkrankungen werden vorzugsweise Antihistaminika vom Typ der H1-Blocker eingesetzt. Sie blockieren die Bindung des aus den Mastzellen freigesetzten Histamins an den H1-Rezeptoren.

Kann Histamin an den H1-Rezeptoren andocken, reagiert der Körper mit:

- ➔ Weitstellung der kleineren Blutgefäße und Blutdruckabfall
- ➔ Erhöhung der Durchlässigkeit der Gefäßwände mit Hautrötung und Wassereinlagerung
- ➔ Verengung der Bronchien und Luftnot
- ➔ Steigerung der Darmbewegung und Durchfallneigung
- ➔ Stimulation freier Nervenendigungen der Haut und Juckreiz

Antihistaminika werden vor allem bei Inhalationsallergien (Pollen, Milben, Hausstaub etc.) und in anaphylaktischen Notfällen eingesetzt. Im Rahmen der Nahrungsmittelallergien kommen sie auch beim oralen Allergiesyndrom zum Einsatz, wobei dieses im Allgemeinen innerhalb von Minuten spontan rückläufig ist.

Übersicht der gebräuchlichsten Antihistaminika		
Generation	Inhaltsstoff	Handelsname
1	Dimetinden	Fenistil®
1	Clemastin	Tavegil®
2	Cetirizin	Cetirizin®
2	Loratadin	Loratadin®
3	Desloratadin	Aerius®
3	Fexofenadin	Telfast®
3	Levocetirizin	Xusal®
3	Ebastin	Ebastel®

Glukokortikoide

Im Fall von stärkeren allergischen Reaktionen sind verschreibungspflichtige Glukokortikoide („Kortison“) angezeigt.

Sie unterdrücken die Abwehrreaktion des Körpers und hemmen die Entzündung in den betroffenen Regionen. Bei längerer Einnahme kann es allerdings zu erheblichen Nebenwirkungen wie Gewichtszunahme, Osteoporose, Bluthochdruck, Blutzuckererhöhung oder gesteigerte Infektanfälligkeit kommen. Deshalb sollten Patienten Glukokortikoide lediglich kurzeitig einnehmen und dann schrittweise reduzieren. Als Creme oder Salbe wirkt Kortison gut gegen Allergie-Symptome auf der Haut. Ein kortisonhaltiges Spray kann bei allergischen Reaktionen der Augen oder der Nase verwendet werden. Gegen allergiebedingte Atembeschwerden helfen bronchienerweiternde Inhalationsprays. In der Therapie von Nahrungsmittelallergien steht die Gabe von Kortison nicht im Vordergrund, sie kann aber bei akuten Reaktionen zusätzlich notwendig sein. Die Wirkung des Kortisons tritt erst nach 20 Minuten und später ein.

Sie stabilisieren die Zellmembran der Mastzellen und verhindern dadurch eine Ausschüttung des Histamins aus den Speichervesikeln (siehe Kapitel „Die Mastzelle"). Bei oraler Einnahme wird der Wirkstoff nicht über die Darmschleimhaut aufgenommen und wirkt so im Darm selbst, so dass bei Verdauungsbeschwerden im Rahmen von Nahrungsmittelallergien eine Gabe in Form von Kapseln oder Granulat versucht werden kann. Allerdings müssen die Präparate viermal täglich und langfristig angewendet werden; zudem verursachen sie hohe Kosten. Bezüglich der Wirksamkeit gibt es verschiedene Angaben. Da die Präparate nicht verschreibungspflichtig sind, finden sie eher selten Verwendung in der Therapie. Die Dinatriumcromoglicinsäure (Colimune®, Pentatop®) haben einige meiner Patienten mit unterschiedlichem Erfolg eingenommen.

Was tun im Notfall?

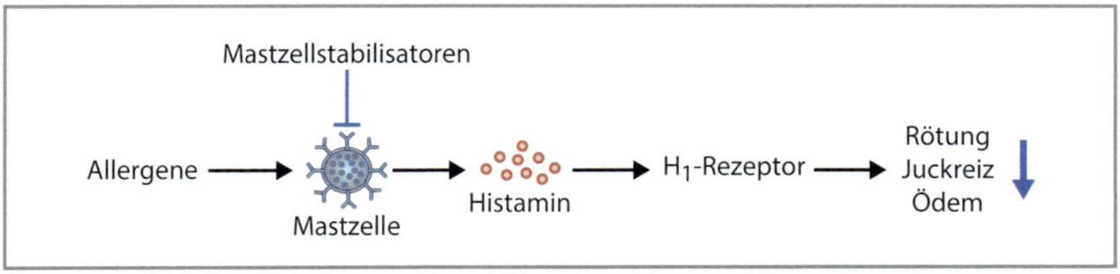

Reagieren Patienten auf Allergene, die besonders schwere anaphylaktische Reaktionen auslösen können (Erdnüsse, Baumnüsse, Sesam!), brauchen sie ein Notfallset, das immer mitgenommen werden muss. Auch eventuell nahestehende Personen sollten wissen, wie ein solches Set im Notfall eingesetzt wird.

Ebenfalls mit einem Notfallset versorgt werden sollten Betroffene

- die schon mal eine schwere allergische Reaktion hatten
- die schwere allergische Reaktionen auf Nahrungsmittel aufweisen und ein Bronchialasthma haben
- die auf geringste Mengen des Allergens reagieren
- mit einer Mastozytose

In der Regel enthält das Notfallset für Allergiker folgende Medikamente:

Antihistaminikum	**Fenistil®-Tropfen**	**½ Flasche austrinken**
Kortison	Celestamine®- Tropfen n 0,5 liq.	1 Flasche austrinken
Adrenalin	Fertigspritze (EpiPen®, Jext®)	in den Muskel der Außenseite des Oberschenkels spritzen
bei Asthma	Salbutamol-Dosieraerosol	2 Hub

Adrenalin regt sowohl den Herzschlag als auch den Blutdruck an und führt damit insgesamt zu einer verbesserten Herzleistung. Durch Verengung der kleinen Blutgefäße steigt der Blutdruck, was eine Erweiterung der Bronchien und eine erleichterte Atmung bewirkt.

- ➔ Halten Sie das Notfallset immer griffbereit, bei Kindern müssen die Eltern dafür Sorge tragen
- ➔ Informieren Sie die Umgebung über die Allergie: Familie, Freunde, Arbeitskollegen, Schule, Kindergarten.
- ➔ Tragen Sie einen Notfallausweis bei sich, für Kinder ist ein Notfallarmband ratsam
- ➔ Kontrollieren Sie regelmäßige die Medikamente und die Haltbarkeitsdaten des Notfallsets
- ➔ Üben Sie die Anwendung des Notfallsets (insbesondere den Gebrauch des Adrenalin-Autoinjektors)

Spezifische Immuntherapie (Hyposensibilisierung)

Die Grundidee dieser Therapie ist die Verhinderung überschießender Reaktionen des Immunsystems auf Allergene, zum Beispiel Pollen, indem es wieder den normalen Umgang mit diesen eigentlich harmlosen Stoffen lernt.

Das Immunsystem wird dabei mit dem Allergen in abgeschwächter Form konfrontiert, die Dosis wird nach und nach gesteigert, bis eine Gewöhnung eingesetzt hat und eine nunmehr normale Reaktion auf die Substanz einsetzt. Die Therapie erfolgt über eine Injektion unter die Haut (subkutan), oder mittels Tropfen unter die Zunge (sublingual). Die Injektionstherapie dauert 3 bis 5 Jahre und wird in verschiedenen Abschnitten durchgeführt. Die Injektion erfolgt meist in den Oberarm. Die Heilungschancen bei Pollenallergie werden mit 80 bis 90 Prozent angegeben.

Die sublinguale Therapie dauert 3 Jahre und weist meist weniger Nebenwirkungen auf, es kann allerdings ein zum Teil ausgeprägtes orales Allergiesyndrom auftreten. Kinder, die Angst vor Spritzen haben, profitieren besonders von dieser Anwendungsform. Auch muss nicht ständig ein Arzt aufgesucht werden, da sich der Patient die Tropfen selbst verabreichen kann.

Wann sollte eine Immuntherapie durchgeführt werden?

Vor allem bei durch Pollen, Schimmelpilze (Alternaria) oder Hausstaubmilben verursachtem „allergischen Schnupfen“ und Insektengiftallergien. Im Rahmen von Nahrungsmittelallergien kommt die spezifische Immuntherapie hauptsächlich für pollenassoziierte Nahrungsmittelallergien in Frage, aber nur dann, wenn gleichzeitig Atemwegsbeschwerden vorliegen. Die Chance, die Nahrungsmittelallergie zu besiegen, liegt jedoch nur bei 30 bis 40 Prozent.

Risiken und Nebenwirkungen der Hyposensibilisierung

Nach der Injektion ist es möglich, dass an der Einstichstelle nach einigen Stunden lokale Reaktionen auftreten, etwa Juckreiz, Rötungen oder Schwellungen. In einigen Fällen bewirkt die allergenhaltige Lösung womöglich plötzlich auftretende allergische Allgemeinreaktionen, zum Beispiel Nesselsucht oder Asthma bronchiale. In sehr seltenen Fällen kann es zu einem allergischen (anaphylaktischen) Schock kommen, der sich unter Umständen als lebensbedrohlich erweist. Daher muss der Betroffene die erste halbe Stunde nach der Injektion unter ärztlicher Beobachtung bleiben.

9. Störungen der Kohlenhydrataufnahme

Kohlenhydrate sind als Bestandteil unserer Nahrung wichtige Energielieferanten für den Körper. Sie bestehen aus Zuckermolekülen. Es gibt Einfach- und Zweifachzucker sowie Vielfachzucker, zu denen die Stärke zählt. Gemeinsam mit Eiweißen (Proteinen) und Fetten gehören Kohlenhydrate zu den Hauptnährstoffgruppen in unserer Nahrung.

Übersicht Einfach- und Zweifachzucker

Kohlenhydrate dienen uns als Energiespender in Form von Glukose (Traubenzucker). Um die mit der Nahrung aufgenommenen Zweifach- oder Vielfachzucker in den Einfachzucker Glukose zu spalten, setzt der Körper

Glukose (Traubenzucker)	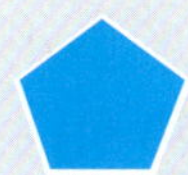
Fruktose (Fruchtzucker)	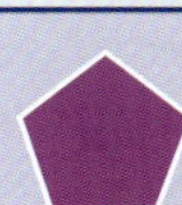
Galaktose (Schleimzucker)	
Laktose (Milchzucker) = Glukose + Galaktose	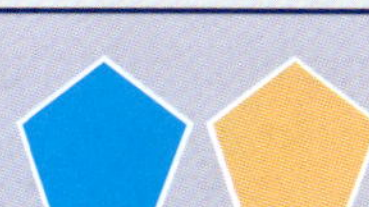

während der Verdauung verschiedene Enzyme ein. Störungen der Aufnahme von Kohlenhydraten betreffen entweder die dafür verantwortlichen Enzyme, dann handelt es sich um eine Maldigestion (Störung der Aufspaltung von Zweifachzuckern) oder um eine Malabsorption (Störung des Transports von Einfachzuckern durch den Darm in die Blutbahn).

Laktose (Milchzucker)

Die Laktoseintoleranz ist die häufigste und bekannteste Nahrungsmittelunverträglichkeit. Fast jeder wird in seinem persönlichen Umfeld Menschen kennen, die bei Milch oder Milchprodukten abwinken und bedauernd mit den Schultern zucken. Bereits im Altertum war der Zusammenhang zwischen Milch und Bauchschmerzen bekannt. Im 20. Jahrhundert wurde die Laktose schließlich in Verbindung mit den Beschwerden gebracht.

Was passiert bei der Laktoseintoleranz?

Damit der Milchzucker verdaut werden kann, ist das Enzym Laktase notwendig. Das Enzym spaltet den Milchzucker in die Einfachzucker Galaktose und Glukose, die so über den Darm in die Blutbahn aufgenommen werden und dem Körper dann als Nährstoffe zur Verfügung stehen. Glukose wird in die Muskel-, Leber- oder Fettzellen transportiert und dort in Energie umgewandelt. Die Galaktose gelangt in die Leber, wo sie wieder in Glukose umgewandelt wird.

Bei der Laktoseintoleranz besteht ein Mangel an dem Enzym Laktase, so dass die Aufnahme des Milchzuckers nicht oder vermindert stattfindet. Die nicht aufgenommene Laktose gelangt in den Dickdarm, wo die dort in großer Zahl ansässigen Milchsäurebakterien (Lactobacillus, Bifidobacterium u. a.) die Laktose vergären (d.h. enzymatisch umwandeln, ohne

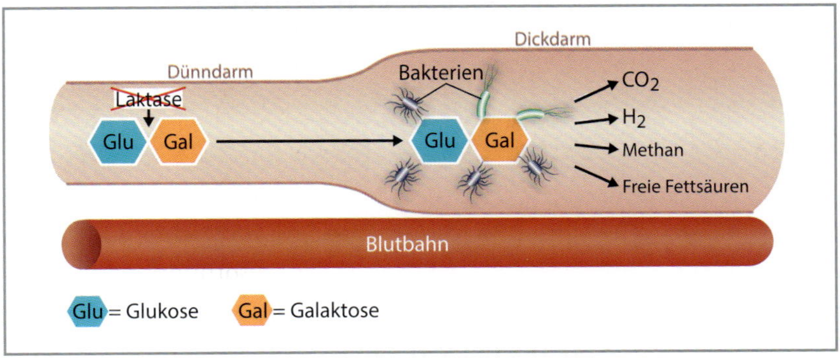

Anwesenheit von Sauerstoff). In der Folge entstehen Abbauprodukte wie Kohlendioxid, Wasserstoff sowie Essig-, Butter- und Propionsäure, die zum typischen Beschwerdebild mit Blähungen, Schmerzen und Durchfällen führen.

Unterschiedliche Formen der Laktoseintoleranz!

Es gibt verschiedene Formen der Laktoseintoleranz, die primäre (angeborene) Form ist die häufigste. Etwa 70 % der Weltbevölkerung sind von ihr betroffen. Die Laktoseintoleranz ist vom genetischen Standpunkt aus eigentlich keine Erkrankung, sondern ein ganz normaler Zustand, jedenfalls vor ungefähr 7.500 bis 12.000 Jahren in Mitteleuropa, als es noch keine Vieh- und damit Milchwirtschaft gab.

Damals vertrugen die Menschen keine Kuhmilch, die Säuglingssterblichkeit war hoch. Dann kamen die ersten Milchbauern, wahrscheinlich aus Südosteuropa oder dem Nahen Osten, nach Zentraleuropa, und die Milchwirtschaft breitete sich aus. Wie der genetische Zufall es wollte, trat bei einigen Menschen eine Mutation des Laktase-Gens (LCT) auf; damit einher ging die Fähigkeit, lebenslang Laktase zu produzieren. Der Vorteil lag auf der Hand, Säuglinge konnten nach dem Abstillen mit Kuhmilch ernährt werden, sie überlebten, vererbten die Fähigkeit weiter, und binnen relativ kurzer Zeit von vielleicht 3.000 Jahren betrug der Anteil der Laktosetoleranten schon um die 50 Prozent.

Die Laktoseintoleranz stellt für 2/3 der Weltbevölkerung den Normalfall dar, die Laktosetoleranz hingegen ist eine Mutation! – allerdings eine, die sich als klarer Vorteil erwiesen hat.

Bei den meisten Menschen ist nach der Säuglingsphase, in der Laktase die kohlenhydratreiche Muttermilch verdauen hilft, ein zunehmender und irreversibler Funktionsverlust des Enzyms Laktase festzustellen. Dieser Vorgang kann bereits im Kindesalter abgeschlossen sein, sich aber auch bis in das Erwachsenenalter hinziehen.

Auch innerhalb Europas gibt es regionale Unterschiede. So betrifft die Laktoseintoleranz in nordischen Ländern 5 bis 10 Prozent der Bevölkerung, im südlichen bis östlichen Mittelmeerraum, der Türkei zum Beispiel, sind bis zu 80 Prozent davon betroffen.

Häufigkeit der primär adulten Laktoseintoleranz weltweit

Land	Frequenz (%) in der Bevölkerung
Schweden	ca. 2 %
Deutschland	10 bis 20 %
Österreich	20 bis 25 %
Schwarzafrika	ca. 75 %
Asien	ca. 100 %

Laktose aufspalten zu können ist in vielerlei Hinsicht ein Vorteil. Einer davon ist die bessere Kalziumversorgung, insbesondere in Regionen mit geringerer Sonneneinstrahlung. Menschen, die nicht genug Sonne abbekommen, produzieren weniger Vitamin D3, das für den Knochenstoffwechsel unverzichtbar ist. Mit der Milch aufgenommenes Calcium gleicht dieses Defizit aus. Da Milch per se ein guter Energielieferant ist, hat deren Verträglichkeit auch einen erheblichen Einfluss auf eine bessere Ernährung, insbesondere von Kindern, gehabt.

Die sekundäre Form der Laktoseintoleranz ist nicht angeboren. Meist rührt sie von einer Erkrankung, die zu einer Schädigung der Oberfläche des Dünndarmepithels führt, und zwar dort, wo die Laktase die Laktose spaltet. Diese Form der Laktoseintoleranz kann wieder verschwinden, sofern die zu Grunde liegende Erkrankung erfolgreich behandelt oder etwa ein die Dünndarmoberfläche schädigendes Arzneimittel (z. B. Antibiotikum, Zytostatikum) abgesetzt wird. Diese Regeneration kann allerdings eine Weile dauern. Ursachen für eine sekundäre Laktoseintoleranz sind neben bakteriellen oder viralen Infektionen vor allem chronisch-entzündliche Darmerkrankungen, wie Morbus Crohn oder Colitis ulcerosa, eine Zöliakie, die operative Entfernung von Teilen des Dünndarms oder die Bestrahlung im Rahmen einer Tumortherapie. Auch chronischer Alkoholkonsum kann zu einer Laktoseintoleranz führen.

Welche Beschwerden können auftreten?

Im Vordergrund stehen Beschwerden des Magen-Darm-Traktes: Blähungen, krampfartige Bauchschmerzen und Durchfall. Ursache sind die erhöhte Gasproduktion und der vermehrte Wassereinstrom in den Darm. Die Beschwerden treten entweder kurz nach der Nahrungsaufnahme auf oder etwas verzögert, das ist abhängig von der Konsistenz des Nahrungsmittels.

Das Trinken von Milch führt wegen der schnellen Passage in den Dünndarm rasch zu Beschwerden, wohingegen feste Nahrung, die länger im Magen verbleibt, die Leiden auch erst nach einigen Stunden verursacht. Allgemeines Unwohlsein wie Müdigkeit, Abgeschlagenheit oder Konzentrations – bzw. Schlafstörungen sind bei Nahrungsmittelunverträglichkeiten häufig anzutreffen, also nicht „typisch" für eine Laktoseintoleranz. Die Verdauungsbeschwerden unterscheiden sich nicht von denen bei der Fruktosemalabsorption oder anderen Kohlenhydratunverträglichkeiten.

Werden Verdauungsbeschwerden während eines Urlaubs in Mittelmeerländern besser, kann das ein Hinweis auf eine Laktoseintoleranz sein, da die dortige Küche verträglicher für Laktoseintolerante ist.

Diagnostik

Bei der Laktoseintoleranz ist der Wasserstoffatemtest die Methode der Wahl. Die Durchführung wurde bereits beschrieben (siehe Kapitel 5). Zu

Beginn werden 50 Gramm Laktose verabreicht. Liegt nach Beendigung des Tests der Anstieg der Wasserstoffkonzentration mindestens 20 ppm (parts per million) über dem bei Testbeginn gemessenen Wert, ist der Test positiv für eine Laktoseintoleranz.

Der Anstieg erfolgt ungefähr nach 90 Minuten, die Zeit, welche Laktose benötigt um in den Dickdarm zu gelangen. 10 bis 20 Prozent der Patienten mit Laktoseintoleranz zeigen Beschwerden, aber keinen Anstieg der Wasserstoffkonzentration. Diese werden als „Non-Responder" oder „Non-H2-Producer" bezeichnet (siehe Kapitel 5).

Ist eine Blutuntersuchung sinnvoll?

Der Laktase-Gen-Test kann eine sekundäre Laktoseintoleranz nicht nachweisen, nur die primäre (angeborene) Form. Die Kombination mit dem Atemtest erlaubt also eine Unterscheidung zwischen primärer und sekundärer Form der Laktoseintoleranz (LI) – womit bei negativem Laktase-Gen-Test, aber positivem Atemtest z. B. ein Hinweis auf eine zugrundeliegende Darmerkrankung besteht.

	Gentest	H2 – Atemtest
primäre LI	positiv	positiv
sekundäre LI	negativ	positiv

Darüber hinaus kann mit dem Gen-Test eine erbliche Veranlagung für eine Laktoseintoleranz nachgewiesen werden. Das sagt aber noch nichts darüber aus, ob und wann Symptome auftreten. Nicht jeder Patient mit einem genetisch bedingten Laktasemangel entwickelt Beschwerden nach der Aufnahme von Milchzucker, da immer noch eine gewisse Restaktivität der Laktase vorhanden sein kann.

Nach der Diagnose Laktoseintoleranz

Eine „Heilung" der Laktoseintoleranz gibt es nicht – die Betroffenen kommen mit der Situation jedoch meist relativ unproblematisch zurecht.

Die Behandlung der Laktoseintoleranz basiert im Wesentlichen auf:

➔ dem Verzicht bzw. der Reduzierung laktosehaltiger Nahrungsmittel
➔ dem Ersatz durch entsprechende laktosefreie Nahrungsmittel und
➔ der Einnahme laktasehaltiger Präparate zu den Mahlzeiten

Zunächst muss man wissen, welches die größten Laktosequellen sind. Naturgemäß fallen darunter Milch und Milchprodukte (außer Butter und Hartkäse).

Ein Liter Milch enthält circa 48 Gramm Laktose. Der Laktosegehalt von Milchprodukten ist sehr unterschiedlich. In folgender Tabelle sind einige Beispiele aufgeführt:

Produkt	**Gramm/100 g**
Mozzarella	0,5
Brie	0,5
Butter	0,1 bis 1
Lang gereifte Hartkäsesorten (Gouda, Tilsiter)	0 bis 0,4
Buttermilch	4 bis 5
Hüttenkäse	4
Joghurt	3,2 bis 4,5
Vollmilch	4,8
Eiscreme	6 bis 7
Kondensmilch	9 bis 13
Magermilchpulver	50,5
Milchschokolade	9,5
Schmelzkäse (45 % Fetti.Tr.)	6,3

Prinzipiell sollte der Laktosegehalt auf der Verpackungen angegeben sein. Wenn das nicht der Fall ist, kann man ungefähr abschätzen, wie viel Laktose in dem Produkt enthalten ist, in dem man vom „Worst Case" ausgeht. Sind also 4,2 g Zucker (meist pro 100 ml oder 100 g) auf der Verpackung angegeben, geht man einfach davon aus, dass es sich schlimmstenfalls einfach nur um Laktose handelt. Das stimmt so natürlich nicht ganz, aber mit dieser Einschätzung ist man zumindest auf der sicheren Seite.

Wie bei der Fruktosemalabsorption kann man die Ernährung in 3 Stufen anpassen:

- ➔ Auslassphase: 2 bis 4 Wochen lang eine laktosefreie Basiskost, das heißt weniger als 1g Laktose am Tag oder bis Beschwerdefreiheit erreicht wurde
- ➔ Testphase: Einzelne Milchprodukte und laktosehaltige Lebensmittel werden ausprobiert, kleine Portionen über den Tag verteilt sind zu empfehlen
- ➔ Langzeiternährung: je nach individueller Verträglichkeit! Die Unterschiede zwischen den einzelnen Betroffenen sind sehr groß. Manche vertragen so gut wie gar keine Laktose, andere können noch ziemlich unbeschwert einen Latte Macchiato trinken.

Einteilung von Lebensmitteln nach dem Laktosegehalt	
laktosearm (< 1g/100g)	Butter, Hart-, Schnitt- und Weichkäse
mittlerer Gehalt (1 bis 4,8g /100g)	Quark, Hüttenkäse, Frischkäse, Sauerrahm, Crème fraiche, Joghurt, Butter- oder Sauermilch, Kefir, Sahne, Rahm
laktosereich (> 4,8g/100g)	Milch, Molke, Kakao, Kondensmilch, Kaffeesahne, Mehl- und Süßspeisen, Milchreis, Pudding, Fertigprodukte, Cremeeis, Milchschokolade, Kekse, Kuchen

Kuhmilch ist die Hauptquelle für Laktose in unserer Ernährung. Die Milch anderer Tiere, insbesondere die von Ziegen und Schafen, weisen nahezu den gleichen Laktosegehalt wie Kuhmilch auf. Der Laktosegehalt von Käse hängt von seiner Herstellung ab. Je mehr Molke (die Restflüssigkeit, die bei der Herstellung von Käse entsteht) abgetrennt wird, desto höher wird der Trockenmasseanteil und desto weniger Laktose enthält der Käse. Frischkäse und Hüttenkäse enthalten größere Laktosemengen, weil nur wenig Molke abgetrennt wird und sie nicht reifen.

Bei starken Blähungen und Durchfällen empfiehlt es sich zunächst ballaststoffreiche Nahrungsmittel einzuschränken (Kohl, Hülsenfrüchte), insbesondere wenn zusätzlich eine Fruktosemalabsorption besteht. Molke und Milchpulver sind ausgesprochen laktosereich und sollten gemieden werden. Zudem dient Milchpulver häufig zur Herstellung anderer Lebensmittel sowie Fertigprodukte, daran sollte man immer denken. Viele Fruchtjoghurts werden erhitzt, so dass die Bakterien nicht mehr ausreichend wirksam sind und kaum noch Laktose abbauen, und sie werden zusätzlich mit Milchpulver angereichert. Dadurch erhöhen sich die Laktosegehalte. Am besten verträglich sind säuerliche Naturjoghurts ohne Zusätze.

Einteilung der Käsesorten nach Laktosegehalt

Käse	Sorten	Laktosegehalt
Hartkäse	Emmentaler, Parmesan	+
Sauermilchkäse	Harzer Roller, Handkäse	+
Schnittkäse	Edamer, Gouda, Tilsiter	+ bis ++
halbfester Schnittkäse	Butterkäse, Roquefort, Gorgonzola, Mozzarella	+ bis ++
Weichkäse	Brie, Camembert, Limburger, Feta	++
Frischkäse	Doppelrahmfrischkäse, Hüttenkäse, Speisequark	3 bis 4g/100g
Schmelzkäse	wenn Milch, Milchpulver, Rahm zugegeben wird	5 bis 8g/100g

+ = nahezu laktosefrei ++ = laktosearm

Häufig gestellte Fragen

Ist Laktosefrei = 0% Laktose?

Laktosefreie Lebensmittel sind nicht vollständig frei von Milchzucker. Sie werden enzymatisch behandelt, das heißt, der Großteil der Laktose wird durch Bakterien wie Streptokokken und Laktobazillen in die Bausteine Glukose und Galaktose gespalten. Es liegt dann noch ein minimaler Rest von Laktose vor, der vernachlässigbar ist.

Was ist mit der Laktose in Medikamenten?

Milchzucker wird häufig als Bindemittel in Tabletten verwendet. Diese Mengen sind jedoch sehr gering, können aber bei der Einnahme von mehreren Tabletten oder bei sehr empfindlichen Betroffenen Beschwerden verursachen. Meist sind die Laktosemengen aber unbedenklich. Dennoch lehnen viele Patienten mit Laktoseintoleranz die Einnahme laktosehaltiger Medikamente ab. Dann sollte ein Alternativpräparat verordnet oder die Einnahme eines Laktasepräparates empfohlen werden.

Helfen sogenannte Probiotika?

Probiotische Joghurts enthalten Bakterienstämme, vor allem Milchsäurebakterien (Laktobazillen), die einen gesundheitsfördernden Einfluss auf den Organismus haben sollen. Die Datenlage ist eher dünn, eine generelle Empfehlung lässt sich nicht aussprechen. Manche Patienten berichteten über eine Besserung ihrer Beschwerden unter der Einnahme, so dass zumindest gegen einen Versuch nichts einzuwenden ist. Viele Probiotika enthalten allerdings größere Mengen an Zucker und Zusatzstoffen. Alternativ kann man auch einfach 2 bis 3 Mal am Tag fettarmen Naturjoghurt ohne Früchte oder andere Zusätze versuchen.

Enzymersatztherapie mit Laktase

Laktase kann in Tabletten oder in Tropfenform vor Beginn einer Mahlzeit zugeführt werden. Wirkung, Dosierung und Preis der Präparate sind sehr unterschiedlich. Einige Laktasepräparate können Sorbit und Xylit enthalten, die eine gleichzeitig bestehende Fruktosemalabsorption verschlechtern können. Insgesamt ist die Einnahme derartiger Präparate eher besonderen Situationen, wie etwa einem „Außer Haus"-Essen oder im Urlaub, vorbehalten. Der Wirkstoffgehalt der Präparate wird in FCC-Einheiten angegeben. FCC steht für Food Chemical Codex und wurde von der amerikanischen Food and Drug Administration (FDA) festgelegt, die dafür zuständig ist, die Effektivität unterschiedlicher Präparate zu vergleichen. 1000 FCC-Einheiten entsprechen einer Enzymaktivität, die 5g Milchzucker (das entspricht dem Laktosegehalt von 100 ml Milch) im Reagenzglas spaltet. Man geht davon aus, dass die Einnahme entsprechender FCC-Einheiten unter „natürlichen Bedingungen" deutlich höher sein muss (bis zu 5000 Einheiten).

Verschiedene Laktasepräparate	
Produktname	**Dosierung**
Lactase BC Kapseln®	
Kerulac®-Tropfen	6 Tropfen / Liter Milch
Keru-Tabs®-Kautabletten	1.700 FCC Einheiten / Tablette
Lactase®-Kapseln	3.300 FCC Einheiten / Kapsel
Laluk®-Kautabletten	1.000 FCC Einheiten / Tablette
TilactaMed®-Tabletten	2.000 FCC Einheiten / Tablette

Wie wichtig ist eine Kalziumzufuhr?

Bei Vermeidung von Milch und Milchprodukten ist ein Kalzium- und Vitamin-D-Mangel mit der Entstehungsgefahr einer Osteoporose die wichtigste Komplikation. Insbesondere der vollständige Verzicht auf Milch und Milchprodukte machten eine ausreichende Kalziumversorgung trotz ansonsten ausgewogener Ernährung unmöglich. Die Betroffenen sollten laktosearme Milch und deren Produkte zu sich nehmen, die ebenso viel Kalzium wie herkömmliche Frischmilch oder Milchprodukte liefern. Andere Kalziumquellen sind in Tabelle x aufgeführt. Alternativ kann auch die Gabe von Kalzium und Vitamin D3 in Tabletten erwogen werden. Die Dosierung von Kalzium sollte 1.500 mg pro Tag nicht überschreiten, die von Vitamin D3 sollte 1.000 Internationale Einheiten (IE) pro Tag betragen.

Kalziumquellen

- Käse (soweit verträglich), vor allem Hart- und Schnittkäse
- laktosefreie Milch und Milchprodukte
- kalziumhaltiges Mineralwasser (> 300 mg/Liter)
- kalziumangereicherte Fruchtsäfte
- Sojaprodukte, Reis- und Haferdrinks mit Kalzium
- kalziumreiche Gemüsesorten (Blattspinat, Brokkoli, Grünkohl)

Die Laktoseintoleranz ist eine Nahrungsmittelunverträglichkeit, die für Betroffene ein Leben ohne gravierende Einschränkungen bedeutet. Dank laktosefreier Lebensmittel ist der vollständige Verzicht auf Milchprodukte nicht notwendig. Die Diagnostik ist meist eindeutig, die Beschwerden bei Einhaltung der Ernährungsempfehlungen und eventuell zusätzlicher Einnahme von Laktasepräparaten sind gut behandelbar.

Fruktose (Fruchtzucker)

Häufig hört man die Bezeichnung Fruktoseintoleranz oder -unverträglichkeit, wenn es um Beschwerden geht, die nach Verzehr von Fruchtzucker auftreten.

Im Falle der erworbenen Fruktoseunverträglichkeit handelt es sich um eine Aufnahme- beziehungsweise Transportstörung von Fruchtzucker aus dem Darm in die Blutbahn, die nicht zwangsläufig Beschwerden auslösen muss. Die Bezeichnung Fruktoseunverträglichkeit (oder Fruktoseintoleranz) wird eher umgangssprachlich verwendet, korrekt spricht man von einer Fruktosemalabsorption (Malabsorption = gestörte oder mangelhafte Aufnahme).

Krankheit oder Ernährungsfehler?

Die Fruktosemalabsorption ist mit 15 bis 20 Prozent in der Bevölkerung weit verbreitet. Laut Schätzungen sind mehr Menschen betroffen, aber nicht jeder leidet unter Beschwerden.

Die Störung tritt häufig im Kindesalter auf. Frauen sind etwas häufiger betroffen, einen Zusammenhang mit der Zugehörigkeit zu einer bestimmten ethnischen Gruppe gibt es nicht. Die Fruktosemalabsorption ist längst nicht so bekannt wie die Laktoseintoleranz, die gesellschaftlich „akzeptierter“ zu sein scheint, was sich an dem Angebot an laktosefreien Produkten im Supermarktregal wiederspiegelt.

Dabei ist der Fruchtzucker in unserer Ernährung weit verbreitet. Das Nahrungsangebot ist so fruktoselastig, dass es leicht zu einem Überhang kommen kann. Ob des gestiegenen Konsums des Zuckeraustauschstoffs Fruktose zeichnet sich seit ein paar Jahren eine deutliche Zunahme von Störungen der Kohlenhydrataufnahme ab.

Es stellt sich die Frage, ob es sich zumindest teilweise um einen Ernährungsfehler handeln könnte, weil das Transportsystem für Fruchtzucker nur innerhalb gewisser Mengengrenzen funktionsfähig ist (es kann nicht beliebig viel Fruchtzucker durch die Zellen geschleust werden). Im Falle einer zu fruktosereichen Ernährung können die Transporter ihre Aufgabe nicht bewältigen. Ab einer bestimmten Menge wird also jeder Beschwerden entwickeln, ohne dass wirklich eine Erkrankung vorliegt.

Was ist überhaupt Fruktose? Und wo kommt sie vor?

Fruchtzucker ist ein Einfachzucker (Monosaccharid), der sich in der Natur in Obst und Gemüse sowie Honig befindet. In vielen Pflanzen (Weizen, Spargel, Knoblauch) kommen Monosaccharide als mehrkettige Zuckerverbindungen vor und bilden die sogenannten Oligo- oder Polyfructane, die als Energiespeicher dienen. Der Haushaltszucker Saccharose ist ein Zweifachzucker, der aus Glukose und Fruktose besteht.

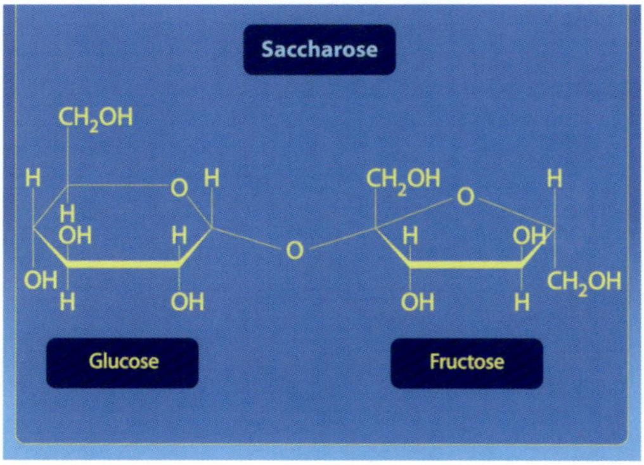

Die Süßkraft reiner Fruktose ist doppelt so hoch wie der reinen Glukose.

Da Früchte als gesunde Nahrungsmittel weitgehend akzeptiert sind, könnte man annehmen, dass auch Fruchtzucker keine gesundheitlichen Probleme verursacht.

Doch Fruchtzucker ist nicht gleich Fruchtzucker, je nachdem, ob er in seiner natürlichen Form vorkommt, oder hochkonzentriert und industriell hergestellt in Fertigprodukten oder Getränken. Der Anteil an natürlicher Fruktose macht heutzutage in unserer Ernährung nur circa 15 g pro Tag aus, das entspricht etwa einem Drittel der täglichen Gesamtaufnahme. Fruktose ist ein preisgünstiges Süßungsmittel und wird daher verstärkt in der Lebensmittelindustrie eingesetzt, und zwar meist in Form von Glukose-Fruktose-Sirup (Glukose-Anteil ist höher als 50 Prozent) oder Fruktose-Glukose-Sirup (hier ist der Fructose-Anteil höher als 50 Prozent).

Die Lebensmittelindustrie verwendet insbesondere den Fruktose-Glukose-Sirup gerne weil er eine hohe Süßkraft aufweist, den Geschmack intensiviert und durch die stärkere Karamellisierung eine bessere Bräunung von Backwaren erzielt. Zudem ist er sehr kostengünstig.

Vor allem der versteckte Fruktose-Glukose-Sirup in den Lebensmitteln hat zu einem enormen Anstieg des Pro-Kopf-Verbrauchs geführt.

Warum ist zu viel Fruktose schädlich?

Eine hohe Aufnahme von Fruktose kann zu Stoffwechselstörungen führen:

- ➔ Fruktose wird in die Leber aufgenommen und steigert dort den Abbau von Purinen (Purine sind Bausteine der Nukleinsäuren, die Träger der Erbinformation sind). Es entstehen große Mengen Harnsäure, die zu Gicht oder Nierensteinen führen.
- ➔ Der erhöhte Harnsäurespiegel führt wiederum zu einem Abfall des gefäßerweiternden Stickstoffmonoxids (NO), das für die Wirkung des Insulins an den Insulinrezeptoren der Zelle wichtig ist. Die vorhandene Glukose kann von den Muskelzellen nicht mehr ausreichend verwertet werden. Der Körper reagiert mit der Ausschüttung von noch mehr Insulin, was zu Typ-II-Diabetes führen kann.
- ➔ Durch die verminderte Gefäßerweiterung steigt der Blutdruck, das Risiko für Herz-Kreislauf-Erkrankungen steigt.
- ➔ Ein hoher Insulinspiegel hemmt den Fettabbau und führt zu Übergewicht.

- → Fruktose wird in der Leber zu Fett abgebaut. Ein Großteil des Fettes gelangt zurück in den Blutkreislauf und führt zu einer Erhöhung des Cholesterins und der Triglyceride, zudem wird es noch in den Fettdepots eingelagert, was ebenfalls das Entstehen von Übergewicht begünstigt.
- → Fruktose regt auch die Neubildung von Fetten in der Leber und im Fettgewebe stärker an als Glukose, es entwickelt sich eine Fettleber, die als nichtalkoholische Fettleber (Steatose) bezeichnet wird. Sie ist schon bei übergewichtigen Kindern nachzuweisen.

Ein vermehrter Fruktosekonsum führt zu:

- → Erhöhung der Blutfette
- → erhöhter Harnsäure und Gicht
- → Insulinresistenz und Diabetes
- → Fettleber
- → Bluthochdruck

Was passiert bei der Fruktosemalabsorption?

Der Fruchtzucker gelangt mit Hilfe von Transportern (GLUT-5) vom Darm ins Blut.

Diese Transporter nehmen den Fruchtzucker vom Darm in die Dünndarmzelle auf. GLUT-2-Transporter bringen die Zucker dann auf der anderen Zellseite wieder aus der Zelle hinaus in die Blutbahn. Wenn dieser Transport gestört ist, kann die Fruktose nicht ausreichend über den Darm in den Körper aufgenommen werden. Sie wird von den Bakterien der Darmflora verstoffwechselt und zu Kohlenstoffdioxid, Wasserstoff und Fettsäuren abgebaut, was Blähungen, Durchfälle, Übelkeit und/oder Bauchkrämpfe erzeugt.

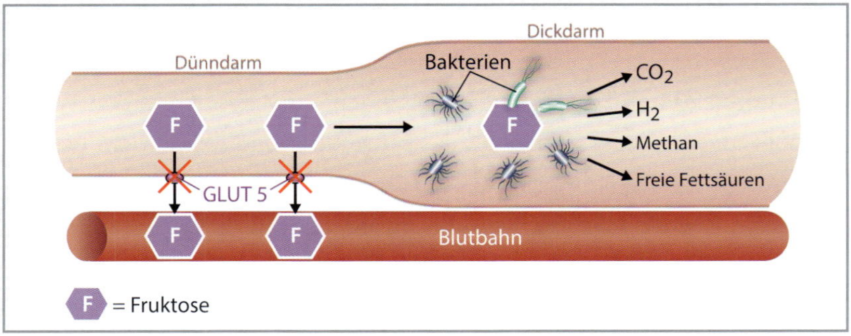

GLUT-5 ist ein Transportprotein – kein Enzym!

GLUT-Transporter sind eigentlich Transportproteine (und keine Enzyme!), von denen es 14 verschiedene Typen gibt. Sie kommen an verschiedenen Orten im Körper vor und transportieren unterschiedliche Stoffe – meistens jedoch Glukose, weswegen man sie so nennt: GLUT = GLUkoseTransporter.

Bei der Fruktosemalabsorption ist der GLUT-5 -Transporter betroffen. Die Transporter sind im Dünndarm lokalisiert und transportieren Glukose und Fruktose. Die GLUT-5-Transporter reagieren aber auch auf andere Stoffe. Einige Zuckeralkohole wie Sorbit blockieren zum Beispiel den GLUT-5-Transporter, während Traubenzucker (Glukose) seine Aktivität möglicherweise stimuliert. Traubenzucker hat aber noch einen anderen Effekt.

Wenn eine hohe Menge davon im Darm vorhanden ist, wandern die GLUT-2-Transporter an die darmseitige Zellwand und können mehr Fruktose aufnehmen. Deshalb sollten Menschen mit Fruktosemalabsorption auf die meisten Zuckeralkohole wie Sorbit, Mannit und Isomalt verzichten und können Traubenzucker essen, falls sie viel Fruktose zu sich nehmen müssen.

Ursachen der Fruktosemalabsorption

Neben einer wahrscheinlich genetischen Veranlagung können auch Erkrankungen, die zu einer Schädigung der Darmschleimhaut führen, eine gestörte Aufnahme des Fruchtzuckers verursachen. So gehen die Zöliakie, der Morbus Crohn oder die bakterielle Fehlbesiedlung nicht selten mit einer Fruktosemalabsorption einher.

Allerdings ist die Schädigung möglicherweise nur vorübergehender Natur, wenn die Grunderkrankung erfolgreich behandelt wird. Kinder können in der Wachstumsphase eine verminderte Aufnahmefähigkeit von Fruktose aufweisen, weil die Oberfläche der Darmschleimhaut noch nicht voll entwickelt ist. Wie bereits erwähnt, kann der Konsum zu großer Mengen von Fruktose per se zu Beschwerden führen.

Welche Menge Fruktose führt zu Beschwerden?

Normalerweise gelten 35 bis 50 Gramm als unproblematisch. Von einer Fruktoseunverträglichkeit spricht man, wenn weniger als 25 Gramm Fruktose aufgenommen werden können. Betroffene leiden also schon bei dem Verzehr kleiner Mengen Fruchtzucker an den entsprechenden Folgen.

Welche Beschwerden können auftreten?

Die Schwere der Symptome variiert. An einem Tag verträgt man Obst, am nächsten Tag bekommt man davon Durchfall. Manchmal treten Symptome auch zeitlich verzögert auf. Einige Patienten berichten, dass Beschwerden erst Stunden nach dem Verzehr von Fruchtzucker auftreten. Solche, die den Magen-Darm-Bereich betreffen, stehen naturgemäß im Vordergrund:

- Blähungen
- Bauchkrämpfe
- Druckschmerzen im Bauch
- Durchfall oder weicher Stuhl (oft übelriechend)
- Übelkeit

Aber auch andere, eher unspezifische Leiden wie Sodbrennen, Müdigkeit, depressive Verstimmungen und Kopfschmerzen werden von Patienten genannt.

Diagnostik

Prinzipiell gilt – wenn länger andauernde Beschwerden des Magen-Darm-Trakts bestehen, sollte immer an eine Kohlenhydratmalassimilation gedacht werden. Natürlich kann im Selbstversuch ausprobiert werden, ob ein Weglassen von Fruchtzucker zu einer Besserung des Befindens führt. Eine genaue ärztliche Diagnostik ist dennoch empfehlenswert.

Dazu eignet sich der Fruktose-Atemtest, da er eine aussagefähige und für den Patienten nicht belastende Untersuchung darstellt. Der Test sollte mit 25 Gramm Fruktose durchgeführt werden höhere Testdosen überschreiten die normale Aufnahmefähigkeit der Darmschleimhaut und führen zu falsch positiven Ergebnissen (siehe auch Kapitel 5).

Manchmal stellen sich Patienten mit einem „Gentest für Fruktose" vor, der immer negativ ist, und wundern sich, wenn im Atemtest dann eine Fruktosemalabsorption nachgewiesen wird. Solch eine genetische Untersuchung ist lediglich sinnvoll, um eine hereditäre Fruktoseintoleranz nachzuweisen, eine Erbkrankheit, die deutlich seltener ist (ca. 1:20000) und üblicherweise bereits im Säuglingsalter entdeckt wird, wenn nach dem Abstillen fruktose- oder saccharosehaltige Babynahrung zugegeben wird. Dieser Erkrankung liegt ein Defekt des Enzyms Aldolase B zugrunde, das unter anderem in der Leber vorkommt und zu einer Störung des Fruktoseabbaus führt. Fruchtzucker muss in solchen Fällen lebenslang konsequent gemieden werden.

Therapie

Eine Fruktosemalabsorption kann nicht mit Medikamenten behandelt werden. Es gibt auch keine „Enzymtabletten" wie bei der Laktoseintoleranz, da kein Enzymdefekt vorliegt. Nur eine konsequente fruktosereduzierte Ernährung führt zu einer Verbesserung der Beschwerden. Ziel ist die Reduktion der Fruktosemenge auf ein gut verträgliches Maß.

Ernährung bei Fruktosemalabsorption

Die Ernährungstherapie erfolgt in drei Phasen:

- ➔ in den ersten 2 Wochen: die Auslassphase
- ➔ 6 bis 8 Wochen: die Testphase
- ➔ die Langzeiternährung

Die Auslassphase

In dieser Phase steht eine fruktose- und sorbitfreie Ernährung im Vordergrund. Entsprechende Speisen und Getränke gilt es zu meiden. Zu den größten Fruktosequellen zählen Haushaltszucker, mit Saccharose oder Fruktose gesüßte Getränke, Fruchtsäfte, Süßigkeiten und Früchte beziehungsweise daraus hergestellte Speisen. Blähendes Essen wie Hülsenfrüchte, Kohl und zu viele Ballaststoffe sollten vom Speiseplan gestrichen werden. Wichtig ist auch eine ausreichende Flüssigkeitszufuhr (2 bis 3 Liter täglich). Generell empfiehlt sich eine gemüsebetonte Ernährung nach den Prinzipien der leichten Vollkost.

Auswahl der wichtigsten Lebensmittel	
fruktosearme Lebensmittel	**fruktosehaltige Lebensmittel**
Back- und Teigwaren	
– Weizenmehl Typ 405 – Mais, Gries, Hirse, Stärke, Reis – Roggen (maximal 20 %) – Backwaren auf Sauerteigbasis – Brot ohne Zucker – Reiswaffeln – Dr. Oetker Backpulver	– Getreideflocken, z. B. Haferflocken – Vollkornprodukte, aus ganzen Körnern – gezuckerte Fertigbreie – Backwaren, die Zucker oder Hefe enthalten (z. B. Brot, Brötchen) – Fertigkuchenmischungen
Fleisch/Fisch/Eierwaren	
– alle Fleisch- und Fischarten unverarbeitet, frisch oder tiefgekühlt – Schinken, kalter Braten – Wurst, Fleisch und Fischwaren ohne Zucker	– Wurst-, Fischarten in denen Zuckerstoffe im Gewürz enthalten sind – Wurst-, Fleisch-, Fischsalate – Wurst-, Fleisch-, Fischkonserven
Fertigprodukte und Sonstiges	
– Butter – Oliven-, Raps-, Sonnenblumen-, Maiskeimöl – Surig-Essig-Essenz farblos, hell – frische, unverarbeitete Gewürze (z. B. Dill, Basilikum, Petersilie, Safran, Salz, Pfeffer) – Eier – Reismilch und Sojamilch ohne Zucker oder Sorbit	– Produkte, die Zucker, Fruktose oder Sorbit enthalten – Fertigsoßen, fertige Marinaden für Salate und Fleisch – Essig – Gewürzmischungen – Mandeln, Kastanien – Sojabohnen (getrocknet) – Zwieback – Zitrone, Zitronensaft
Getränke	
– Tee: grüner, schwarzer ohne Aroma, Kamille, Pfefferminze – Mineral- und Leitungswasser – etwas Alkohol, z. B. maximal 1/8 Liter trockener Rotwein (ohne Restzuckergehalt)	– Fruchtsäfte, Früchtetee – Gemüse-, Obstsäfte – Limonade (z. B. alle Cola-Sorten) – Milchshakes und Mixgetränke – Alkohol (z. B. Weißwein, Prosecco, Sekt, Likör, Bier, Schnaps)

fruktosearme Lebensmittel	fruktosehaltige Lebensmittel
Milch/Milchprodukte	
– Trinkmilch – Buttermilch, Sauermilch – Naturjoghurt, Quark – Kefir, Sauerrahm – Schafsmilchprodukte – Käse ohne Zucker	– alles, was gesüßt ist (z. B. mit Früchten, Fruchtjoghurt, Kondensmilch) – fertige Kräuteraufstriche/Käse
Früchte/Gemüse	
– Salate, z. B. Feld- und Blattsalat – Spinat, Mangold – Kartoffeln – Schalotten – Bananen (werden teilweise gut vertragen aufgrund des annähernd gleichen Anteils von Glukose und Fruktose)	– Früchte, Obst – viele Gemüsesorten (z. B. Erbsen, Karotten, Tomaten, Bohnen, Brokkoli, Kürbis, Artischocken, Auberginen, Kohlrabi, Weiß-, Rotkohl) – eingelegtes Gemüse – Zwiebeln
Süßigkeiten	
– Süßigkeiten die ausschließlich Süßstoffe enthalten (z. B. Acesulfam E 950, Aspartam E 951, Cyclamat E 952, Saccharin E 954) – Süßigkeiten,die Laktose, Glukose oder Reissirup enthalten	– Marmelade, Honig, Nutella® – Süßigkeiten aller Art – Schokolade – Speiseeis – Diabetikerprodukte mit Zuckeraustauschstoffen (Fruktose, Sorbit) – Marzipan, Milchschokolade, Pralinen – Weingummi, Lakritz, Lutschbonbons

Die Testphase

Kommt es nach der zweiwöchigen Testphase zu einer deutlichen oder vollständigen Verringerung der Beschwerden, wird anschließend die individuelle Toleranzgrenze ermittelt. Dazu werden Lebensmittel mit einem niedrigen bis mittleren Fruktose- oder Sorbitgehalt langsam wieder in den Ernährungsplan aufgenommen bis das Maximum der Fruktoseverträglichkeit erreicht ist. Täglich wird lediglich ein neues Lebensmittel ausprobiert. Treten Beschwerden auf, wartet man, bis sie abgeklungen sind, ehe man ein weiteres neues Lebensmittel einführt. Zu Beginn der Testphase werden Obst- und Gemüsesorten ausgewählt, die ein Fruktose/Glukose-Verhältnis von geringer als < 1 aufweisen. Auf den Sorbitgehalt sollte man natürlich auch achten. Besonders ungünstig für die Testphase ist die Birne: Sie hat einen hohen Fruktosegehalt, wenig Traubenzucker und einen hohen Sorbitgehalt.

Fruchtzuckergehalt einiger Obstsorten

Lebensmittel (g/100g)	Fruktose(F)	Glukose(G)	Verhältnis G/F	Sorbit
Apfel	5,74	2,03	0,4	0,51
Aprikose	0,87	1,73	2	0,82
Banane	3,4	3,55	1	
Birne	6,73	1,67	0,2	2,17
Erdbeere	2,3	2,17	0,9	0,03
Grapefruit	2,1	2,38	1,1	
Honigmelone	1,3	1,6	1,2	
Mango	2,6	0,85	0,3	
Papaya	0,33	0,99	3	
Pfirsich	1,23	1,03	0,8	0,89
Pflaume	2,01	3,36	1,7	1,4

Es empfiehlt sich, fruchtzuckerhaltige mit fett- und eiweißhaltigen Nahrungsmitteln zu kombinieren. So dauert es länger bis der Nahrungsbrei und damit die Fruktose den Magen-Darm-Trakt passiert und in kleineren, besser verträglichen Mengen in den Dünndarm gelangt. Wenn die Toleranzgrenze bekannt ist, geht der Test in die dritte Phase über.

Die Langzeiternährung

Nach konsequenter Ernährungsumstellung sind mäßig fruktosehaltige Lebensmittel meist besser verträglich. Deshalb reicht es unter Umständen, auf größere Mengen besonders fruktose- und sorbithaltiger Nahrungsmittel zu verzichten. Auch kleinere Mengen sind über den Tag verteilt besser verdaulich. Vor körperlicher Betätigung und Sport sollte der Fruktosekonsum eingeschränkt werden, da die physische Anstrengung zu einer schnelleren Passage des Speisebreis durch den Dünndarm führt und eine herabgesetzte Aufnahme von Fruktose bewirken kann.

Häufig gestellte Fragen

Da die gleichzeitige Zufuhr von Glukose (Traubenzucker) die Fruktoseaufnahme aus dem Darm verbessert (siehe oben), werden Obst- und Gemüsesorten mit einem ausgeglichenen Verhältnis der Einfachzucker meistens gut vertragen

Was hat es mit Sorbit auf sich?

Einige Zuckeralkohole wie Sorbit blockieren den GLUT-5-Transporter. Sorbit ist die Alkoholform von Fruktose und kommt natürlicherweise vor. Sorbit wird ebenfalls als Zuckeraustauschstoff insbesondere bei diätetischen Lebensmitteln eingesetzt.

Welches sind besonders sorbitreiche Lebensmittel?

- ➔ Fertigprodukte, insbesondere für Diabetiker, z. B. Diabetiker-Schokolade, Bonbons
- ➔ Light-Produkte mit Sorbit
- ➔ sorbithaltige („zuckerfreie“) Kaugummis
- ➔ Müsliriegel (mit Trockenobst und/oder Sorbit)
- ➔ Obst, z. B. Ananas, Apfel, Birne, Kirsche, Pflaume, Dattel, Zitrusfrüchte
- ➔ Trockenfrüchte, z. B. getrocknete Aprikosen oder Pflaumen
- ➔ Obstsäfte, z. B. Kirschsaft (15 bis 20 g Sorbit/l), Apfelsaft (3 bis 9 g Sorbit/l), Birnensaft (2 bis 9 g Sorbit/l)

Wie kann ich bei Fruktoseintoleranz süßen?

Statt mit Honig oder Zucker kann man mit Reissirup, Erythrit, Stevia und Traubenzucker süßen. Man sollte keine anderen Arten von Sirup verwenden! Zucker ist meistens in geringen Mengen verträglich, da er aus gleichen Teilen Fruktose und Glukose besteht.

Wo bekomme ich fruktosefreie Produkte? Und weitere Informationen? Rezepte?

In Reformhäusern, Drogerien, Apotheken und Supermärkten sind fruchtzuckerfreie Produkte erhältlich z. B. Traubenzucker (Dextropur®), Reissirup etc. Auch im Internet finden sich zahlreiche Seiten mit Rezepten oder Adressen wo Produkte bestellt werden können (z. B. www.frusano.de, www. zukono.de).

Bezahlen die Krankenkassen eine Ernährungsberatung?

Ja, mit einer entsprechenden ärztlichen Verordnung.

Kann ein Vitaminmangel auftreten? Oder andere Probleme?

Ein Mangel an Vitamin C, Folsäure und Zink wird im Zusammenhang mit der Fruktosemalabsorption diskutiert, allerdings nur bei einseitiger Ernährung. Ein regelmäßiger Verzehr von Fleisch, Milch und Vollkornprodukten beugt insbesondere Zinkmangel vor.

Auch Konzentrationsstörungen und Depressionen wurden bei Fruktosemalabsorption beobachtet, möglicherweise weil Fruktose L-Tryptophan bindet und dieses nicht mehr zur Verfügung steht um Serotonin zu bilden, einen wichtigen Botenstoff im Gehirn.

Soll man für immer vollständig auf Fruktose verzichten?

Nein, denn wenn über einen längeren Zeitraum fruktosefrei gegessen wird, verringern sich die GLUT-5-Transporter in der Dünndarmwand und verschlechtern so das Krankheitsbild. Daher soll auch die Auslassphase nicht länger als 4 Wochen lang durchgeführt werden.

Bei 20 bis 30 Prozent der Patienten besteht sowohl eine Laktoseintoleranz als auch eine Fruktosemalabsorption. Eine vernünftige Ernährungsberatung ist in diesem Fall unabdingbar!

Sorbit

Sorbit ist kein Kohlenhydrat, sondern ein Zuckeralkohol. Es ist ein Zwischenprodukt des Kohlenhydratstoffwechsels und wird deshalb in diesem Kapitel besprochen. Es entsteht außerhalb der Leber bei der Umwandlung von Glukose zu Fruktose. Sorbit liefert etwas weniger Energie als Fruktose (2,4 kcal/g vs. 4 kcal/g) und ist nur halb so süß.

In natürlicher Form findet es sich in einigen Obstsorten. Birne, Pflaume und Pfirsich enthalten viel Zuckeralkohol, Äpfel und Weintrauben weniger. Sorbit wird industriell aus in Weizen- oder Maisstärke enthaltener Glukose hergestellt.

Verwendet wird der Zuckeralkohol unteranderem für Senf, Nahrungsergänzungsmittel, Saucen, zuckerfreie Kaugummis, Süßwaren, Surimi, Diabetiker-Lebensmittel, sowie zuckerfreie bzw. reduzierte Desserts.

Da Sorbit Wasser bindet, findet es in Backwaren als Feuchthaltemittel Verwendung. Zudem wird Sorbit als Trägerstoff für Vitamine und Aromen genutzt. Auf der Zutatenliste trägt Sorbit die Bezeichnung E 420: Sorbit (Zuckeraustauschstoff, Sorbitol).

Die weiteren Zuckeralkohole, die gemieden werden sollten, sind

- E 953: Isomalt (Handelsname: Palatinit)
- E 421: Mannit
- E 966: Laktit
- E 965: Maltit und Maltitsirup

Die Zuckeralkohole E 967 (Xylit) und E 968 (Erythrit) werden von manchen Betroffenen in Maßen toleriert.

Wenn „zuckerfrei“ auf einer Verpackung steht, ist besondere Vorsicht geboten, es könnte statt Zucker der Zuckeraustauschstoff Sorbit enthalten sein.

Der Zuckeralkohol wird vom menschlichen Stoffwechsel wie Fruktose abgebaut. Darum müssen Menschen mit einer Fruktoseintoleranz Sorbit meiden. Bei einer Sorbitmalabsorption können Bauchschmerzen, Bauchkrämpfe, Blähungen und Durchfall auftreten. Auch allgemeine Beschwerden wie Müdigkeit und Abgeschlagenheit werden oft genannt. Die Diagnose erfolgt ebenfalls über einen Wasserstoff-Atemtest.

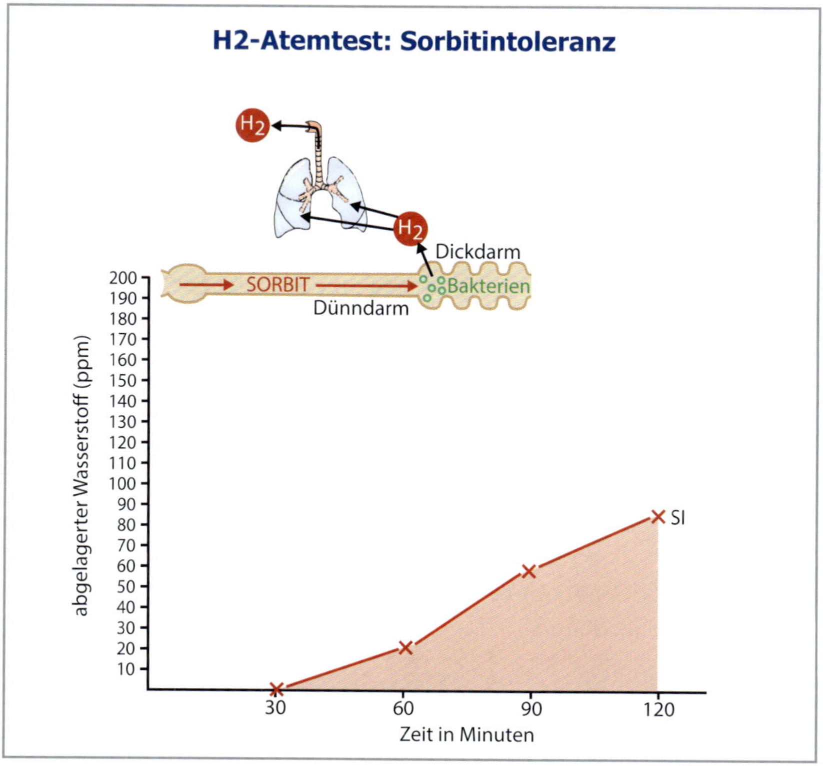

Da der Mensch weniger Sorbit als Fruktose im Darm verstoffwechselt, werden als Testlösung nicht mehr als 10 Gramm des Zuckeralkohols verabreicht. Die Sorbitintoleranz tritt meist isoliert auf, dann muss allerdings auch Fruktose reduziert werden.

Eine kausale Therapie gibt es nicht, auch bei der Sorbitintoleranz findet die dreistufige Ernährungstherapie Anwendung. Ein genereller Verzicht auf Obst und Gemüse wird nicht empfohlen. Vor allem im Kindesalter ist die Vermeidung von Fruchtsäften, zum Beispiel Apfelsaft und sorbit/xylithaltigen Limonaden, ausreichend.

Sorbitgehalt einiger Lebensmittel	
Lebensmittel	**Sorbitgehalt in Gramm/100 g**
Diabetikerzucker	99,0
Birne, getrocknet	10,4
Konfitüre mit Fruchtzucker aus Steinobst	9,1
Pflaumen, getrocknet	7,8
Pflaumenmus	6,0
Diätbecher Vanille-Himbeer (Eiskrem)	4,6
Birne	2,2
Pflaume	1,4
Pfirsich	0,9
Apfel	0,6

Weitere, aber sehr viel seltenere Störungen der Kohlenhydrataufnahme

Neben den häufigen und allgemein bekannten Störungen der Kohlenhydrataufnahme (Fruktosemalabsorption, Sorbitintoleranz) und -aufspaltung (Laktoseintoleranz) gibt es eine Reihe von weiteren, deutlich „exotischeren" Störungen aus diesem Bereich. Allerdings sind sie aufgrund ihrer Seltenheit und Symptomatik von wesentlich geringerer Bedeutung, sollen aber hier zumindest erwähnt werden.

Saccharose-Isomaltase-Mangel

Während der Stillzeit sind die Säuglinge beschwerdefrei, bei Einführung der Beikost kommt es zu heftigen Durchfällen, Blähungen und gelegentlich zu einer Entwicklungsstörung. Eine saccharose- und stärkefreie Ernährung führt schnell zu Beschwerdefreiheit.

Trehalose

Eine bei uns extrem seltene Störung, die jedoch in Grönland 8 Prozent der Bevölkerung betrifft. Trehalose wird nicht gespalten, gelangt in den Dickdarm und wird dort bakteriell abgebaut. Es kommt in frischen Pilzen vor, die aus dem Speiseplan gestrichen werden müssen. Eine weitergehende Therapie ist nicht erforderlich.

Glukose-Galaktose-Malabsorption

Eine sehr seltene erbliche Transportstörung für Glukose und Galaktose in der Darmwand. In Deutschland sind weniger als 80 Patienten davon betroffen. Ursache ist ein genetischer Fehler im Transportsystem SGLT 1 des Dünndarmepithels. Glukose und Galaktose werden nicht oder unvollständig resorbiert, es entsteht eine Diarrhö mit Dehydratation, die bei Säuglingen zu lebensbedrohlichen Zuständen führen kann.

10. Die Pseudoallergien

Histaminintoleranz – das umstrittene Krankheitsbild

Alle bisher aufgeführten Nahrungsmittelunverträglichkeiten sind im Wesentlichen klar abgrenzbar und nachvollziehbar, sowohl was ihre diagnostischen Möglichkeiten, als auch den Beschwerdekomplex und die therapeutischen Konsequenzen anbelangt (vielleicht mit Ausnahme der Weizensensitivität).

Bei der Histaminintoleranz handelt es sich jedoch um ein Erscheinungsbild, das für große Verwirrung bei allen Beteiligten sorgt. Nicht zuletzt bei den Ärzten, die sich mit Patienten konfrontiert sehen, die einen Großteil ihrer Informationen aus dem Internet beziehen. Da die Patienten fast alle unter diversen, häufig unspezifischen Beschwerden leiden, stößt man mithilfe von „Dr. Google" im Prinzip immer auf die Histaminintoleranz. Allerdings fühlt sich jeder mal müde, abgeschlagen, hat einen Blähbauch oder unregelmäßigen Stuhlgang. Nicht immer steckt eine „echte" Erkrankung dahinter – aber die Möglichkeit besteht und sollte abgeklärt werden.

Ob die Histaminintoleranz überhaupt eine wirkliche Nahrungsmittelunverträglichkeit ist, wird kontrovers diskutiert. Manche Ärzte halten sie für „Humbug" oder „Scharlatanerie", andere bestimmen eher halbherzig einige Laborwerte, um dann einen kurzen Hinweis auf eine Änderung der Ernährungsgewohnheiten oder Ratschläge zur Stressreduzierung zu geben. Die Patienten fühlen sich unverstanden, allein gelassen und suchen nicht selten Hilfe bei alternativen Heilmethoden, womit sie sich eventuell um eine sinnvolle Diagnostik bringen.

Ein Arzt braucht Zeit, um eine richtige Diagnose zu stellen, vor allem wenn es sich um ein solch komplexes Thema wie eine Nahrungsmittelunverträglichkeit handelt. Ganz besonders gilt das für die Histaminintoleranz, bei der es entscheidend ist, die Beschwerden richtig ein- und zu zuordnen, obwohl die diagnostischen Möglichkeiten hier bedauerlicherweise bis dato recht begrenzt sind.

In der internationalen Krankheitsnomenklatur (ICD) sind alle Erkrankungen erfasst, die Histaminintoleranz gehört nicht dazu. Sie existiert nicht als eigenständiges Krankheitsbild. Lediglich zwei im Zusammenhang mit Histamin stehende Krankheitsbilder sind darin enthalten: „Histamin-Kopfschmerz“ (G44.0) und „Scombroid-Fischvergiftung“ bzw. „Histaminähnliches Syndrom“ (T61.1).

Inzwischen habe ich mehr als tausend Patienten gesehen, die mit Verdacht auf eine Histaminintoleranz zu mir in die Praxis kamen. Dabei ergaben sich zum Teil überraschende Diagnosen, nicht nur aus dem Bereich der Nahrungsmittelunverträglichkeiten.

Was ist eigentlich Histamin?

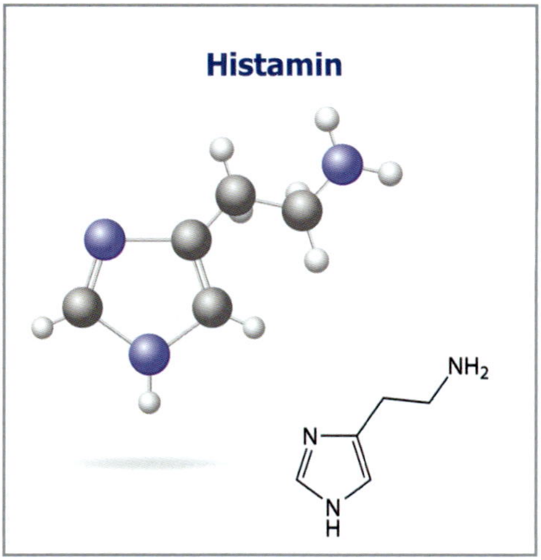

Histamin gehört zu den biogenen Aminen. Biogen bedeutet „natürlich vorkommend“, damit bezeichnet es also natürliche Stoffwechselprodukte in menschlichen, pflanzlichen und tierischen Zellen. Amine sind Verbindungen, die sich vom Ammoniak ableiten und die beim Abbau von Aminosäuren entstehen. Eine rein biochemische Bezeichnung.

Histamin wird im Körper aus der Aminosäure Histidin mittels des Enzyms Histidindecarboxylase (und mit Hilfe des Vitamins B_6) gebildet und vorwiegend in den Mastzellen gespeichert. Eine Freisetzung aus diesen Speichern kann durch verschiedene innere und äußere Faktoren erfolgen. Vor allem die Freisetzung des Histamins aus den Mastzellen im Rahmen einer allergischen Reaktion ist von Bedeutung, es ist zudem an der Abwehr körperfremder Substanzen beteiligt. Die höchste Histaminkonzentration findet sich in Lunge, Haut und Magen-Darm-Trakt, aber auch im Gehirn, wo sie eine Rolle bei der Erregungsübertragung im Nervensystem spielt.

Was macht Histamin?

Histamin übt seine Wirkung auf verschiedene Rezeptoren aus und setzt damit eine Vielzahl von Reaktionen in Gang. Wie diese Reaktionen ausfallen, hängt von der Art der Rezeptoren ab, an die Histamin bindet.

Es gibt vier verschiedene Histaminrezeptoren, die als H1 bis H4 bezeichnet werden. Sie liegen in unterschiedlichen Organen und Geweben. So führt eine Stimulation der Rezeptoren in den Bronchien der Lunge zu einer Verengung der kleinen Luftwege mit daraus resultierender Atemnot. Auch in der Haut finden sich diese Rezeptoren, hier kann es zu Juckreiz und/oder Schmerzen kommen. Über eine Stimulation der Rezeptoren im Gehirn können Übelkeit und Erbrechen auftreten. Sie steigern aber auch die Aufmerksamkeit – eine Erklärung, warum die Einnahme von H1-Antihistaminika der ersten Generation müde macht.

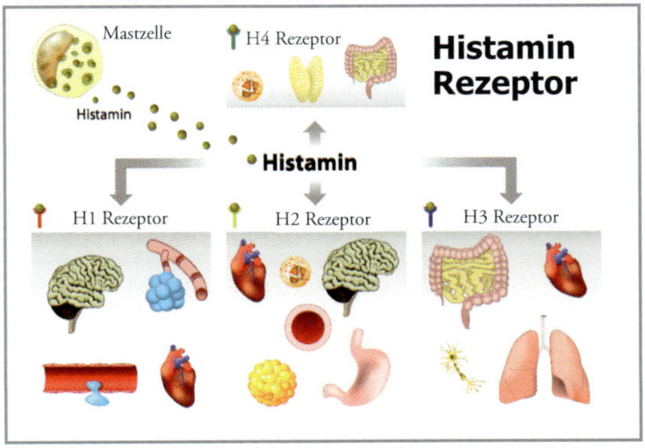

H2-Rezeptoren spielen eine Rolle bei der Steuerung der Magensäureproduktion. H2-Antihistaminika wurden deswegen früher vermehrt (heute gibt es bessere Alternativen) zur Behandlung von Magengeschwüren und – schleimhautentzündungen eingesetzt. Außerdem führen sie zu einer Erhöhung der Herzfrequenz und steigern die Kontraktionsfähigkeit des Herzens. H3-Rezeptoren sind an der Regulation des Schlaf-Wach-Rhythmus, des Hunger- und Durstgefühls (appetitzügelnd), des Blutdrucks und der Körpertemperatur beteiligt. Die Rolle der H4-Rezeptoren ist nicht vollständig geklärt, sie sind vermutlich an Immun- und Entzündungsreaktionen beteiligt.

Histaminrezeptoren und ihre Wirkung	
H1 – Rezeptoren	
Nasenschleimhaut	Fließschnupfen
Haut	Juckreiz
Blutgefäße	Gefäßerweiterung, erhöhte Durchlässigkeit
Gehirn	Übelkeit, Erbrechen
Bronchien	Verengung (Kontraktion) der Bronchien
Darm	Steigerung der Darmperistaltik
Uterus	Kontraktion
Mastzellen, T-Lymphozyten	Typ-1-Allergie
H2 – Rezeptoren	
Blutgefäße	Erweiterung
Herz	Erhöhung der Herzfrequenz
Magen	Steigerung der Magensäureproduktion
H3 – Rezeptoren	
Gehirn	Hemmung der Ausschüttung von Histamin und Neurotransmittern → Schlaf-Wach-Rhythmus, Hunger- und Durstgefühl, Blutdruck

Was ist Histaminintoleranz?

Eine Histaminintoleranz funktioniert anders als Allergien, die immunologisch vermittelt sind, bei denen es also zu einer Antigen/Antikörper-Reaktion mit Freisetzung des Histamins aus den Mastzellen kommt (Typ-1-Allergie).

Histamin wird nicht auf dem Boden einer solchen immunologischen Reaktion freigesetzt. Das „Zuviel" an Histamin entsteht – so die gängige Theorie – durch ein Missverhältnis zwischen anfallendem Histamin und dessen Abbau.

Woher kommt das Histamin?

Histaminreiche Nahrungsmittel können eine Ursache sein. Eine weitere Quelle sind Nahrungsmittel oder Medikamente, die die Mastzellen destabilisieren und somit zur Freisetzung von Histamin führen (Histaminliberatoren). Dieses aufgenommene oder freigesetzte Histamin überschreitet die Fähigkeit der körpereigenen Enzyme es zu inaktivieren. Dabei kann es sich sowohl um einen echten Mangel handeln, als auch um eine relativen Mangel bedingt durch eine zu große Menge an Histamin, die nicht abgebaut werden kann, weil hierzu die Kapazität der entsprechenden Enzyme nicht ausreicht.

In beiden Fällen ruft Histamin die Beschwerden hervor, die von denen einer Allergie klinisch nicht zu unterscheiden sind, obwohl keine immunologische (allergische) Reaktion vorliegt. Somit handelt es sich bei der Histaminintoleranz um eine „Pseudoallergie".

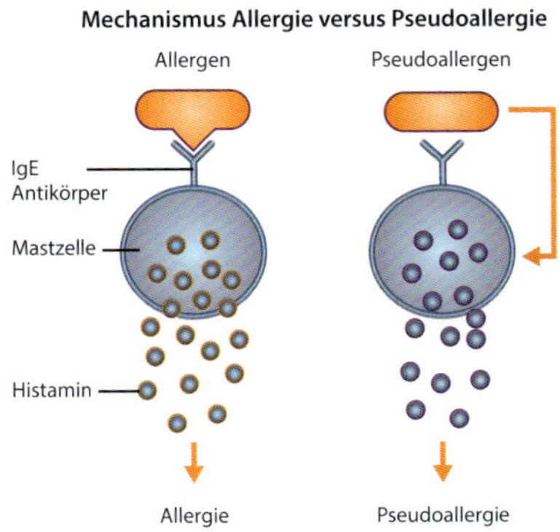

Eine Pseudoallergie ist charakterisiert durch eine Unverträglichkeit gegenüber dem biogenen Amin Histamin. Dieses wird mit der Nahrung aufgenommen oder aus den Mastzellen freigesetzt und kann nicht oder nur unzureichend abgebaut werden.

Demzufolge ist das von außen zugeführte Histamin das Problem, und nicht das körpereigene. Wie bereits erwähnt entsteht Histamin aus Histidin unter Einwirkung eines Enzyms, der Histidindecarboxylase. Dieses wird wiederum durch Bakterien produziert. Also müssen Bakterien anwesend sein. Diese Bakterien finden sich in Nahrungsmitteln, die einem Reifungsprozess (Fermentation) unterworfen werden, sie sind also „gewollt“ (Milchprodukte, gereifter Schinken, Rohwursterzeugnisse, Sauerkraut, Soja, Wein, Bier). Oder sie entstehen im Rahmen eines mikrobiellen Verderbs, wenn Lebensmittel unsachgemäß gelagert werden (Fisch verdirbt schnell, die Histaminbildung setzt unmittelbar nach dem Fang ein).

Die Ursache der Histaminintoleranz

Ist es nur ein Enzymproblem?

Alles was dem menschlichen Organismus zugeführt wird, muss aufgenommen, transportiert, aufgespalten oder sonst wie umgewandelt werden, damit es seine Wirkung entfalten kann.

Für den Fall, dass es seine Wirkung nicht entfalten soll, muss es abgebaut oder zumindest in seiner Wirkung gehemmt beziehungsweise inaktiviert werden. Auch das Histamin ist einem solchen Abbauprozess unterworfen Der Abbau von Histamin erfolgt durch zwei Enzyme: die Diaminoxidase (DAO) und die schwieriger auszusprechende Hydroxy-N-Methyltransferase (HNMT).

Das in Lebensmitteln enthaltene Histamin wird weitestgehend im Dünndarm durch die DAO abgebaut. DAO wird kontinuierlich in der Dünndarmschleimhaut produziert und ins Darmlumen ausgeschieden. Es befindet sich also außerhalb der Zellen. Verbliebene Histaminreste werden beim Durchtritt durch die Darmschleimhaut von der dort lokalisierten DAO inaktiviert.

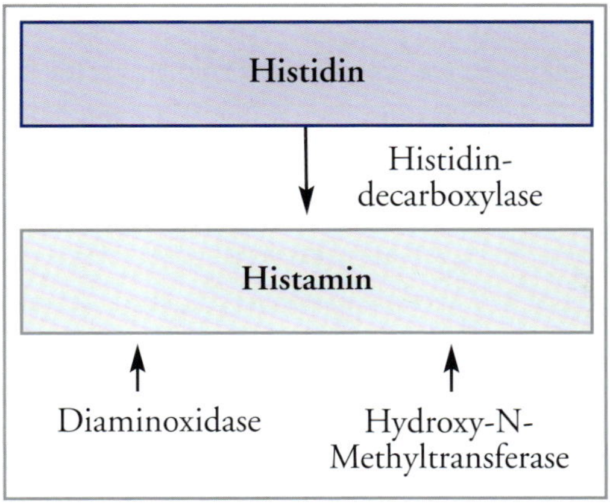

Wie wichtig eine funktionierende DAO ist, zeigen die hohen Konzentrationen dieses Enzyms im Darm von Aasfressern wie Geier, Löwe und Schakal. Diese Tiere können nur wegen dieses Enzyms die extrem histaminhaltigen Kadaver vertragen, ohne Schaden zu nehmen.

In der Plazenta von Schwangeren sind bis zu 500-fach erhöhte Konzentrationen der DAO anzutreffen. So schützt sich der Körper vor Kontraktionen der Gebärmutter durch anfallendes Histamin. Deswegen sind Frauen in der Schwangerschaft frei von Beschwerden.

Die HNMT befindet sich vor allem innerhalb der Leberzellen, sie baut dort das Histamin ab, das die Darmbarriere passiert hat und in den Blutkreislauf gelangt. Eine effektive Darmbarriere bedeutet also einen zusätzlichen Schutz vor dem Eindringen des Histamins, das mit der Nahrung aufgenommen wurde. Eine geringe Histaminkonzentration ist in der Regel harmlos; nur wenn die DAO blockiert ist, wird sie relevant. Das hat ein Experiment an Schweinen verdeutlicht. Schweine sind Allesfresser und weisen hohe Konzentrationen des Enzyms in ihrem Darm auf. Wurde den Tieren Histamin zugeführt und die DAO medikamentös blockiert, zeigten die Schweine deutliche Symptome, drei verstarben. Die Vergleichsgruppe ohne DAO-Blockade erfreute sich bester Gesundheit, alle überlebten.

Normalerweise führt die DAO zu einem schnellen Abbau des Histamins. Schlägt er fehl, kommt es nach gängiger Ansicht zu entsprechenden Symptomen der Histaminintoleranz. Die Aktivität der DAO muss also eingeschränkt sein. Diese verringerte DAO-Aktivität kann angeboren sein oder sie ist erworben, etwa als Folge einer Erkrankung der Darmschleimhaut

(Entzündung, Morbus Crohn). Zudem kommt auch eine erhöhte Histaminaufnahme über einen durchlässigeren Darm in Frage oder aber eine erhöhte Zufuhr von Histamin mit der Nahrung beziehungsweise von Nahrungsmitteln, die Histamin frei setzen können (Histaminliberatoren: z. B. Ananas, Kiwi, Erdbeeren) bzw. die DAO blockieren (grüner und schwarzer Tee). Auch Medikamente können die DAO-Aktivität verringern. Hier seien beispielsweise die sehr häufig genutzten Medikamente bei Erkältungskrankheiten Ambroxol, Acetylcystein (ACC) und Metamizol genannt.

Alkohol ist diesbezüglich ein „Multitalent“: Es hat einen hohen Gehalt an Histamin, blockiert die DAO-Aktivität und enthält andere biogene Amine, die durch die DAO abgebaut werden (DAO baut alle biogenen Amine ab!), so dass Histamin nicht ausreichend verringert werden kann. Zudem erhöht es die Durchlässigkeit der Darmwand.

Die Rolle der HNMT bei der Histaminintoleranz ist noch nicht gänzlich geklärt. In den Leberzellen lokalisiertes HNMT baut das Histamin ab, das aufgrund einer unzureichenden DAO-Aktivität aus dem Darm in den Blutkreislauf gelangt. Eine verminderte Aktivität der HNMT könnte theoretisch auch zu einer „chronischen“ Histaminintoleranz führen, da die DAO das Histamin unmittelbar abbaut und im Falle eines Defektes rasch Beschwerden auftreten. Es gibt Patienten, die über Symptome klagen, die nicht unmittelbar im Zusammenhang mit der Nahrungsaufnahme stehen. Vorwiegend betreffen sie das Zentralnervensystem, die Bronchien und/oder die Haut. Stichhaltige Beweise dafür gibt es noch nicht. Die Ursache hierfür könnte auch eine andere sein.

Oder eher ein generelles Problem?

Dr. Uta Rabe, Chefärztin des Zentrums für Allergologie und Asthma am Johanniter-Krankenhaus in Treuenbrietzen, hält eine generell erhöhte Bereitschaft der Mastzellen Histamin frei zu setzen für eine ebenfalls zu diskutierende Ursache einer Histaminintoleranz. Bei Patienten mit einer oder mehreren allergischen Erkrankungen ist davon auszugehen. Mastzellen haben auf ihrer Oberfläche auch Rezeptoren für Histamin. Im Fall einer Histaminintoleranz kann das Histamin, das aus dem Darm in den Blutkreislauf gelangt, zu einer Aktivierung der nahe am Blutgefäß liegenden Mastzellen führen. Über deren Histaminausschüttung ist wiederum eine Aktivierung anderer Mastzellen möglich und es kommt zu einer Kettenreaktion. Dann muss die HNMT das Histamin erst einmal abbauen.

Ein stark hochreguliertes Mastzellsystem ist auch durch andere, nicht immunologische Reize (z. B. Konservierungsstoffe, Infekte, Stresseiweiße, Alkohol, emotionaler Stress) aktivierbar.

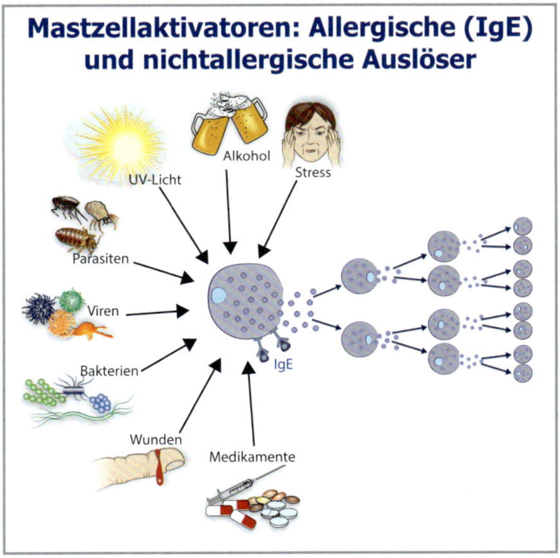

Eine Bestimmung der Diaminoxidase kann in diesen Fällen nicht hilfreich sein (siehe Diagnostik). Die Histaminintoleranz ist somit als eine Form des Mastzellaktivitätssyndroms zu betrachten. Die erhöhte Degranulationsbereitschaft der Mastzellen wird auch mit anderen Krankheitsbildern wie Asthma, Reizdarm oder der Urtikaria (Nesselsucht) in Verbindung gebracht.

Wer ist betroffen?

In der Literatur wird die Häufigkeit einer Histaminintoleranz mit 1 bis 3 Prozent veranschlagt. Frauen sind mit circa 80 Prozent deutlich häufiger betroffen als Männer. Der Altersgipfel liegt um das 40. Lebensjahr.

Wie viel Histamin verträgt der Mensch?

Ab einer gewissen Konzentration ist Histamin für jeden Menschen toxisch. Als kritische Grenze gelten 100 bis 225 mg/kg, Mengen darüber können bereits schwere Reaktionen auslösen. Die Verträglichkeitsgrenze aufgrund individueller Unterschiede kann allerdings erheblich darunter liegen.

In welchen Lebensmitteln kommt Histamin vor?

Histamin existiert in frischen Lebensmitteln so gut wie nicht. Es entsteht erst wenn Lebensmittel anfangen zu verderben, also Bakterien wachsen und sich vermehren. Deswegen sollen frische Lebensmittel sofort gekühlt werden. Insbesondere Fisch verdirbt schnell, die Histaminbildung setzt unmittelbar nach dem Fang ein.

Ein Temperaturbereich von 20 bis 37 °C ist für das Bakterienwachstum optimal, aber auch die Histidindecarboxylase weist in diesem Bereich eine höhere Aktivität auf. Bei einer Temperatur unter 0 °C wird kein Histamin gebildet. Kohlenhydrate, wie zum Beispiel Glukose in Verbindung mit Sauerstoff, fördern ebenfalls das Bakterienwachstum.

Fleisch

In schlachtfrischem Fleisch ist kaum Histamin enthalten, Muskelfleisch weist jedoch einen höheren Anteil an Histidin auf, das in Histamin umgewandelt wird. Deswegen sollte gelagertes, konserviertes oder nicht frisches Fleisch gemieden werden.

Geeignet: nicht abgehangenes Rind-, Kalb-, Schweine-, Lamm-, Geflügelfleisch, gekochter Schinken, Frischwurstaufschnitt

Fisch/Meeresfrüchte

Fangfrischer Fisch enthält wenig Histamin Allerdings setzt der Verderbungsprozess sofort nach dem Fang ein, weshalb nur ausgesprochen frischer Fisch ohne Probleme verzehrt werden kann. Bei Trocknung, Salzung, Einlegen und Räucherung ist immer Vorsicht geboten, da bei diesen Verfahren große Mengen an Histamin entstehen.

Nicht verträglich: konservierter Fisch (Thunfisch, Sardinen, Sardellen, Makrelen, geräucherter Lachs, marinierter Hering)

Verträglich: frischer und tiefgefrorener Fisch, Scholle, Kabeljau, Schellfisch, Seelachs, Seehecht, Forelle

Achtung: Auf Eis liegender Fisch darf bis zu einer Woche alt sein, danach ist er definitiv nicht geeignet für den Verzehr bei Histaminintoleranz!

Milchprodukte

„Alter" Käse, z. B. Gouda, gilt als der Klassiker schlechthin bei der Histaminintoleranz. Solche gereiften Käsesorten sind nicht geeignet. Als Alternative bieten sich junge Käsesorten an (Mozzarella, Frischkäse, Cottage). Frischmilch und Frischmilchprodukte enthalten wenig Histamin. Alles was aus Rohmilch hergestellt wird, ist wegen der bakteriellen Verunreinigung zu meiden. Nicht geeignet: Parmesan, alter Gouda, Emmentaler, Harzer, Tilsiter, reifer Camembert, Roquefort

Geeignet: pasteurisierte Vollmilch, Magermilch, H-Milch, süße und saure Sahne, Rahmfrischkäse, Dickmilch, Buttermilch, Mozzarella, Cottage

Obst/Gemüse

Frisch oder tiefgekühlt ist es unbedenklich. Allerdings werden Obst und Gemüse am häufigsten im Zusammenhang mit Beschwerden genannt.

Zu den schlecht verträglichen Sorten zählen: Spinat, Tomaten (Tomatenkonzentrate) Sauerkraut, Aubergine, Papaya, Orange, reife Banane, Zitrone, Himbeeren, Avocado. Ananas, Kiwi, Erdbeeren (Merke: AKE) gehören zu den sogenannten Histaminliberatoren, die Histamin aus den Mastzellen freisetzen können.

Alkoholische Getränke

Wie alter Käse gilt auch Rotwein als Klassiker. Er ist besonders belastet und kann schon fast als Provokationstest gelten. Wer Rotwein verträgt, kann eigentlich keine Histaminintoleranz haben. Weißwein bereitet weniger Probleme. Bier ist ob der stark histaminhaltigen Hefe weniger geeignet. Untergäriges Bier (bei < 10 °C) wie Pils, Lager, Helles oder alkoholfreies könnte eventuell besser verträglich sein. Sekt enthält wenig Histamin, Champagner hingegen viel.

Sonstige Lebensmittel

Weinessig weist hohe Konzentrationen an Histamin auf, Apfelessig geringe. Schokolade enthält Kakao, der wiederum die biogenen Amine Tyramin, Phenylalanin und Serotonin. Schokolade, insbesondere dunkle, könnte also Probleme verursachen, vor allem Migräne oder migräneartige Kopfschmerzen. Backhefe enthält heutzutage eher keinen nennenswerten Gehalt an Histamin. Hefeextrakte in Würzmitteln und Fertiggerichten, Sojasaucen sowie Geschmacksverstärker sind nicht geeignet. Brot, Gebäck, Getreideflocken, Nudeln und Kartoffeln sollten keine Probleme verursachen.

Wer alten Käse und Rotwein verträgt, bei dem sollte eine andere Ursache als eine Histaminintoleranz vermutet werden!

Im Internet gibt es eine Reihe von Seiten mit Tabellen vom Histamingehalt verschiedener Lebensmittel. Besonders gut haben mir die auf www.nahrungsmittel-intoleranz.com und www.histaminintoleranz.ch gefallen. Auf letzterer, die auch gerne nur „die Schweizer Seite" genannt wird und jedem Betroffenen bekannt ist, gibt es eine Unmenge von Informationen zum Thema (und darüber hinaus).

Welche Nahrungsmittel, können Histamin im Körper freisetzen?

Histaminliberatoren sind Lebensmittel, die selbst nur wenig Histamin enthalten, jedoch entweder die Histaminausschüttung im Darm begünstigen oder die Diaminoxidase blockieren, wie zum Beispiel:

- → Schokolade
- → Kakao
- → bestimmte Obstsorten (Erdbeeren, Zitrusfrüchte, Ananas, Kiwis)
- → Champignons
- → Nüsse

Können auch Medikamente eine Histaminintoleranz verursachen?

Über eine Blockade der Diaminoxidase gibt es eine Reihe von Medikamenten, die entsprechende Symptome verursachen können.

Wirkstoff	Wirkstoffklasse	Handelsnamen
Acetylcystein	Schleimlöser	ACC etc.
Ambroxol	Schleimlöser	Mucosolvan etc.
Amitriptylin	Antidepressivum	Saroten etc.
Acetylsalicylsäure	Analgetikum, Antirheumatikum	ASS etc.
Cephalosporin	Antibiotikum	Cefuroxim, Cefotiam, Cefaclor etc.
Cimetidin	Antihistaminikum, Magensäureblocker, Immunstimulans	CimLich, H2-Blocker etc.

Wirkstoff	Wirkstoffklasse	Handelsnamen
Codein/3-Methylmorphin	Analgetikum, Antitussivum (Hustenstiller), Betäubungsmittel	Bronchicum Mono, Combaren, Gelonida, Nedolo, Optipyrin, Talvosilen, Titretta etc.
Diazepam	Tranquilizer, Antikonvulsivum	Valium, Faustan etc.
Diclofenac	Antirheumatikum	Allvoran, Arthrex, Diclabeta, Diclac, Effekton, Flector, Monoflam, Voltaren etc.
Furosemid	Diuretikum	Lasix
Haloperidol	Neuroleptikum	Haldol
Indometacin	NSAR	Indoclir, Indo-Paed, Indo-Top etc.
Ketoprofen	Analgetikum	Alrheumon, Phardol, Spondylon etc.
Metamizol	Analgetikum	Novalgin etc.
Metoclopramid	Magen-Darm-Mittel	Paspertin etc.
Metronidazol	Antibiotikum	
Morphin	Analgetikum	
Naproxen	NSAR	Alacetan, Aleve, Dolormin für Frauen, Dolormin GS, Proxen etc.
Paracetamol	Analgetikum	
Penicillin	Antibiotikum	
Pethidin	Analgetikum	Dolantin etc.
Prilocain	Lokalanästhetikum	Xylones etc.
Theophyllin	Stimulans, Bronchospasmolytikum	
Verapamil	Antiarrhythmitikum	Verahexal

Das Beschwerdebild

Im Vergleich zu anderen Nahrungsmittelunverträglichkeiten, die eine relativ überschaubare Symptomatik aufweisen, ist das Beschwerdebild bei der Histaminintoleranz um einiges komplexer, um nicht zu sagen diffus. Zwar sind die Symptome zu einem Teil auf die Wirkung des Histamins an den Histaminrezeptoren erklärbar und können dadurch vielleicht als „typisch“ gelten. Ungeachtet dessen führen viele Patienten Symptome an, die nicht zwingend mit Nahrungsmitteln zusammenhängen. Immerhin zwei Drittel aller Patienten fühlen sich durch die Symptomatik stark bis extrem beeinträchtigt.

„Leichtes Ohrensausen“, „Mein Kopf ist leer“ oder „Meine Ohrläppchen zittern“ sind Angaben, die für den Arzt nicht hilfreich sind. Um die Diagnose einer Histaminintoleranz mit einer gewissen Wahrscheinlichkeit stellen zu können, sollten in jedem Fall Symptome vorhanden sein, die histamintypisch sind. Idealerweise erfolgen sie nach der Nahrungsaufnahme:

Organ	Symptome
Atemwege (Bronchien, Nasenschleimhaut)	Asthma Fließschnupfen verstopfte Nase Juckreiz der Nase, Niesen
Magen-Darm-Trakt	Bauchkrämpfe Blähungen Durchfall
Zentrales Nervensystem	Kopfschmerzen Übelkeit, Erbrechen
Herz-Kreislaufsystem	Herzrhythmusstörungen („Herzrasen“) Schwindel
Haut	Urtikaria (Nesselsucht) Hautausschlag Hautrötung Juckreiz

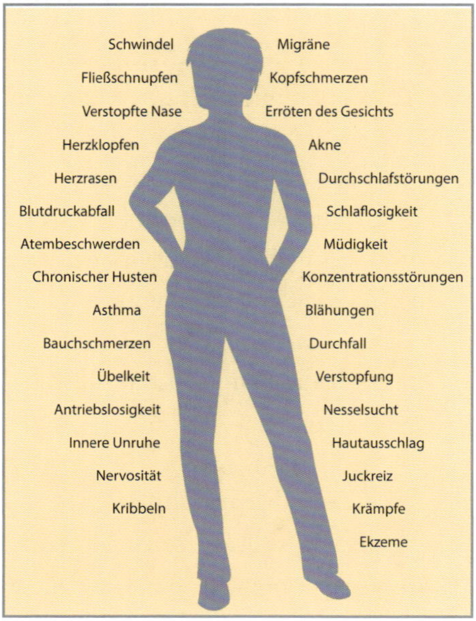

Ein Beispiel aus der Praxis. Ein 56jähriger Patient klagte nach dem Genuss von Rotwein über „Herzrasen". Unter EKG-Kontrolle wurde ein Vorhofflimmern dokumentiert, während er ein Glas seines Lieblingsrotweins trank.

In diesem Fall war die Therapie einfach, er fand einen histaminarmen Wein, der ihm schmeckte und lebt seitdem beschwerdefrei.

Wie diagnostiziert man eine Histaminintoleranz?

Wie bei allen Nahrungsmittelunverträglichkeiten steht die Anamnese am Anfang des Weges, der hoffentlich zu einer plausiblen Diagnose führt. Aufgrund der beschränkten diagnostischen Möglichkeiten kommt ihr aber in diesem Fall ein noch höherer Stellenwert zu. Auch hier kann ein Symptomtagebuch eine nicht zu unterschätzende Hilfe bedeuten.

Notiert werden müssen natürlich die Art und die Intensität der Beschwerden sowie Lebensmittel, die diese auslösen. Andere bestehende Erkrankungen, wie etwa Darmerkrankungen, Allergien oder Intoleranzen. müssen erfasst werden. Auch Medikamente sollten bei einer möglichen Histaminintoleranz geprüft werden.

Die große Frage ist: Existieren klassische Symptome, die durch typische Nahrungsmittel ausgelöst und/oder verstärkt werden? Immer wieder stellen sich Patienten mit Laborbestimmungen der Diaminoxidase vor. Die DAO-Aktivität ist verringert, und dann höre ich häufig: „Mein Arzt hat gesagt ich habe eine Histaminintoleranz". Leider muss ich den Patienten enttäuschen und ihm mitteilen, dass eine geringe Diaminoxidase-Aktivität nicht automatisch das Vorliegen einer Histaminintoleranz bedeutet. Sowohl eigene Untersuchungen, als auch mehrere Studien haben ergeben, dass die DAO-Aktivität weder mit der klinischen Symptomatik, noch mit einem positiven oralen Histaminprovokationstest korreliert.

Andererseits schließt eine normale Diaminoxidase eine Histaminintoleranz nicht aus. Die DAO ist schlichtweg nicht aussagekräftig, genauso wenig wie die Bestimmung von Histamin im Stuhl oder im Blut.

Am ehesten stellt die Provokation eine Möglichkeit dar, die Diagnose zu unterstützen. Das funktioniert nur, sofern sie doppelblind und placebokontrolliert (DBPC) durchgeführt wird, also wenn weder Patient noch Arzt wissen was eingenommen wird.

Entweder erhält der Patient Histamin oder ein Placebo. In der Allergiediagnostik ist die orale Provokation der Goldstandard. In der Diagnostik der Histamintoleranz ist sie vor allem nach einer Eliminationsdiät wertvoll, wenn nach Erreichen von Beschwerdefreiheit entsprechende Symptome durch die Provokation ausgelöst werden können.

Die Eliminationsdiät sollte über zwei bis vier Wochen durchgeführt werden, in der auf biogene Amine verzichtet wird. Ist Symptomfreiheit erreicht, erfolgt der Provokationstest unter ärztlicher Aufsicht (anaphylaktische Reaktion!) mit Histamin in aufsteigender Dosierung in Zweistundenabständen (z. B. 0,5 mg/kg – 0,75 mg/kg – 1,0 mg/kg – 1,5 mg/kg) bis typische Symptome auftreten.

Die Bestimmung des Methylhistamins im Urin vor und nach Provokation kann einen weiteren Hinweis auf das Vorliegen einer Histaminintoleranz liefern.

Das muss natürlich im Zusammenhang mit der Beschwerdesymptomatik interpretiert werden. Letztlich existieren zurzeit keine Tests, die so wie bei der Laktoseintoleranz oder Zöliakie, eine eindeutige Diagnosestellung erlauben.

Eine Histaminintoleranz ist wahrscheinlich, wenn

- ➔ typische Symptome durch histaminhaltige Nahrungsmittel beziehungsweise sogenannte Histaminliberatoren (z. B. Ananas, Kiwi, Erdbeeren) ausgelöst werden,
- ➔ eine entsprechend histaminarme Ernährung und/oder medikamentöse Therapie (Antihistaminika, Mastzellstabilisatoren, Daosin) zu einer Besserung der Beschwerden führt.

Therapiemöglichkeiten der Histaminintoleranz

Die entscheidende Therapiemaßnahme ist zweifelsfrei die histaminarme (pseudoallergenarme) Diät, ergänzend können auch Antihistaminika, Mastzellstabilisatoren, Daosin oder in Einzelfällen ein mineralischer Wirkstoff zur Anwendung kommen.

Ernährungstherapie

Auch die Ernährungstherapie gliedert sich in drei Phasen:

- ➔ Karenzphase: 3 Wochen
- ➔ Testphase: 6 – 8 Wochen
- ➔ Langzeiternährung

Karenzphase

Zur Durchführung dieser „harten“ Phase ist eine Ernährungsberatung unbedingt zu empfehlen. Hier werden alle histaminhaltigen und Histaminfreisetzenden Nahrungsmittel weggelassen. Ebenfalls sollte auf alle Zusatzstoffe (Glutamat, Konservierungsstoffe, Azofarbstoffe etc.) verzichtet werden. Das bedeutet keine Fertigprodukte und Konserven. Während dieser Phase muss ausreichend getrunken werden. Es gilt Vollkornprodukte und blähende Lebensmittel (Kohlgemüse, Zwiebeln, Hülsenfrüchte) zu meiden. Kartoffeln und Reis stehen in der Karenzphase auf dem Speiseplan.

Testphase

Kommt es nach der Karenzphase zu einer deutlichen oder vollständigen Besserung der Beschwerden, ermittelt man im Anschluss die individuelle Toleranzgrenze des Patienten. Dazu werden kleine Portionen „verdächtiger" Lebensmittel langsam wieder eingeführt. Täglich sollte nicht mehr als ein neues Lebensmittel auf seine Verträglichkeit hin getestet werden. Wird es ohne Probleme toleriert kann ein weiteres probiert, oder die Menge gesteigert werden. Um den Überblick zu behalten, welches Lebensmittel man schon ausprobiert hat, empfiehlt sich das Führen eines Ernährungstagebuches.

Langzeiternährung

Jetzt können wieder Vollkornprodukte, ballaststoffeiche Lebensmittel und die meisten Gemüsesorten, die vorher weggelassen wurden, gegessen werden.

Weitere Therapiemöglichkeiten

Antihistaminika

Diese sind besonders geeignet zur Linderung von Beschwerden, die Haut, Atemwege und Augen betreffen, also von Symptomen, die auf einer Stimulation von H1-Rezeptoren beruhen. Bei Beschwerden des Magen-Darm-Bereichs zeigen sie keine Wirkung. In diesem Fall wäre vielleicht das Antihistaminikum Rantidin, ein H2-Blocker, eine Möglichkeit . Zur Übersicht der Antihistaminika siehe unter „Nahrungsmittelallergien".

Mastzellstabilisatoren

Diese hemmen die Freisetzung von Histamin aus den Mastzellen. Nachteilig ist, dass sie jeden Tag mehrfach eingenommen werden müssen und teuer sind (keine Verschreibung zu Lasten der gesetzlichen Krankenkassen). Die Mastzellstabilisatoren unterbinden zwar die Freisetzung des Histamins, haben aber keinen Einfluss auf die Histaminmenge, die mit der Nahrung aufgenommen wird. Zurzeit sind vor allem zwei Substanzen verfügbar: Cromoglicinsäure (bzw. Natriumcromoglycat) und Nedocromilnatrium.

Daosin

Daosin® wird unmittelbar vor dem Essen eingenommen. Es handelt sich um ein Präparat, welches ein Eiweißextrakt aus der Schweineniere enthält, das reich an Diaminoxidase ist. Laut Empfehlung nimmt man vor dem Essen ein bis zwei Kapseln, die notwendige Dosis kann aber auch deutlich höher liegen.

Es entfaltet seine Wirkung ausschließlich im Darm, da seine Moleküle wegen ihrer Größe die Darmwand nicht passieren können. Auch bei diesem Präparat müssen die Kosten selbst getragen werden. Die Packung mit 60 Kapseln kostet knapp 40 €, bei einem angenommenen Verbrauch von 6 Kapseln pro Tag liegen die Kosten bei 120 € pro Monat.

Über die Wirkung dieses Enzymersatzpräparats gibt es unterschiedliche Ansichten, aussagefähige Untersuchungen liegen nicht vor. Ein Teil meiner Patienten berichtet über eine gute bis sehr gute Wirkung, ein anderer Teil stellt keine wesentlichen Unterschiede fest. Schätzungsweise 40 bis 50 Prozent derjenigen, die Daosin probiert haben, sind zufrieden mit der Wirkung.

Froximun (Toxaprevent©)

Das ist ein Medizinprodukt auf mineralischer Basis, genauer ist es ein Klinoptilolith, also ein Aluminiumsilikat vulkanischen Ursprungs. Es soll in der Lage sein Histamin zu binden, und so zu einer Reduzierung der Beschwerden führen. Einige wenige meiner Patienten haben es probiert und waren nicht zufrieden.

Pseudoallergien durch Lebensmittelzusatzstoffe und natürliche Nahrungsmittelinhaltsstoffe

Kommt es zu Symptomen, wie sie bei einer allergischen Reaktion auftreten, ohne dass die allergiespezifischen Antikörper nachweisbar sind, spricht man von einer Pseudoallergie. Ein Patient hat es mal so beschrieben: „Also wie'ne Allergie, nur nicht so wirklich." Es gibt keine genauen Zahlen über durch Lebensmittelzusatzstoffe hervorgerufene pseudoallergische Reaktionen. Das Problem ist möglicherweise überschätzt und spielt keine derart große Rolle. In jedem Fall sind Pseudoallergien seltener als echte.

Insbesondere das allergische Asthma und die chronische Urtikaria (Nesselsucht) werden mit pseudoallergischen Reaktionen auf Nahrungsmittelinhaltsstoffe in Verbindung gebracht. Für Erkrankungen des Magen-Darm-Trakts ist dieser Zusammenhang umstritten. Angaben zur Häufigkeit solcher Reaktionen gegenüber Nahrungsmittelinhaltsstoffen existieren kaum. Die Zahl der möglichen Auslöser ist nahezu unüberschaubar. In Frage kommen Konservierungsstoffe wie Benzoesäure oder Schwefeldioxid. Aromastoffe in Lebensmitteln zählen ebenso zu den Auslösern wie künstliche Farbstoffe. Allen in Lebensmitteln enthaltenen Zusatzstoffen wird eine sogenannte E-Nummer zugeordnet.

Die E-Nummer

Das E steht für Europa. Anhand der E-Nummer kann jeder Stoff identifiziert werden. Zusatzstoffe sind dazu bestimmt Lebensmittel in ihrer Beschaffenheit, ihren Eigenschaften oder ihren Wirkungen zu beeinflussen. Sie werden in verschiedene Kategorien eingeteilt, wobei die Nummer keine Bewertung darstellt, sondern einer bestimmten Systematik folgt:

So kennzeichnen etwa die E-Nummern

- E 100 bis 199 Farbstoffe
- E 200 bis 299 Konservierungsstoffe
- E 300 bis 399 Antioxidantien
- E 400 bis 499 Stabilisatoren und Emulgatoren

Es gibt auch Ausnahmen von dieser Regel. Zum Beispiel wird E 270 (Milchsäure) zu den Antioxidantien gezählt, ist aber auch ein Konservierungsstoff. Einige Zusatzstoffe lassen sich keiner bestimmten Gruppe zuordnen.

Die Verteilung der E-Nummern erfolgte gemäß der zeitlichen Zulassung der Zusatzstoffe. Einige Zusatzstoffe wurden zwischenzeitlich verboten, die entsprechenden Nummern werden in solchen Fällen nicht erneut vergeben, um Verwechslungen zu vermeiden.

Wann wird ein Stoff zugelassen?

Die Zulassung eines Stoffes durch die Europäische Behörde für Lebensmittelsicherheit (EFSA) erfolgt, wenn der Stoff nachweislich gesundheitlich unbedenklich sowie technologisch notwendig ist. Ferner darf der Verbraucher durch die Verwendung des Zusatzstoffes nicht getäuscht werden. Eine zusätzliche Bewertung der Sicherheit von Nahrungsmitteln – und damit auch der darin enthaltenen Lebensmittelzusatzstoffe – erfolgt durch das Bundesinstitut für Risikobewertung (BfR). Die Ergebnisse der Bewertungen sind auf der Homepage www.bfr.bund.de einzusehen.

Ab welcher Menge ist ein Zusatzstoff bedenklich?

Darüber gibt der ADI-Wert (ADI = „acceptable daily intake“) Auskunft. Er gibt die Menge des Zusatzstoffes an, die über die gesamte Lebenszeit täglich gegessen werden kann, ohne dass gesundheitliche Schäden zu befürchten sind. So liegt z. B. der ADI-Wert für Benzoesäure (E 210) bei 5 mg pro Kilogramm Körpergewicht pro Tag. Die ADI-Werte für Zusatzstoffe findet man zum Beispiel unter www.zusatzstoffe-online.de.

Was bewirken die Lebensmittelzusatzstoffe?

	Wirkung	Vorkommen	Beispiele
Antioxidationsmittel	erhöhen die Haltbarkeit, verzögern den chemischen Verderb indem sie die Reaktion von Sauerstoff mit Lebensmittelbestandteilen blockieren	Trockensuppen, Pulversoßen, Kartoffelerzeugnisse, Kaugummi, Margarine, Öle, Backwaren u.v.m.	Natriumsulfit (E 221) Kaliummetabisulfit (E 224) Citronensäure (E 330)
Backtriebmittel	setzen Gase frei und erhöhen das Teigvolumen, Backwaren werden lockerer.	Backwaren	E 337 (Natriumkaliumtartrat) E 450 (Diphosphate)
Emulgatoren	vermischen nicht mischbare Flüssigkeiten	Backwaren, Süßwaren, Dessert- und Cremespeisen, Margarine, Brötchen, Suppen und Wurst.	E 1440 (Hydroxypropylstärke) E 451 (Triphosphate) E 322 (Lecithin)
Farbstoffe	färben Lebensmittel bzw. deren Oberfläche („appetitanregend“)	Süßwaren, Limonaden, Puddings, Eis, Liköre, aber auch Margarine, Käse und Fisch-Erzeugnisse oder Fleisch.	E 102 (Tartrazin) E 104 (Chinolingelb) E 110 (Sunsetgelb)

	Wirkung	Vorkommen	Beispiele
Festigungsmittel	halten Lebensmittel fest und frisch	Obst, Gemüse	E 339 (Natriumphosphate) E 340 (Kaliumphosphate) E 520 (Aluminiumsulfat)
Feuchthaltemittel	binden Wasser, verhindern das Austrocknen der Lebensmittel	Konfitüren und Gelee, Fleisch- und Wurstwaren oder Obst- und Gemüsekonserven.	E 420 (Sorbit) E 422 (Glycerin) E 965 (Maltitsirup)
Füllstoffe	erhöhen das Volumen eines Lebensmittels	Light-Produkte	E 440 (Pektin)
Geliermittel	verleihen Lebensmitteln eine festere Form	Süßwaren, Joghurts, Cremespeisen, Backwaren, Salatdressings	E 400 (Alginsäure) E 410 (Johannisbrotkernmehl) E 461 (Methylcellulose)
Geschmacksverstärker		Fertiggerichte, Gemüsekonserven, Wurstwaren, Suppen, Soßen	E 621 (Mononatriumglutamat)
Komplexbildner	binden Mineralien an sich, machen so Spuren von giftigen Schwermetallen in Lebensmitteln unwirksam		E 330 (Citronensäure) E 334 (Weinsäure) E 576 (Natriumgluconat)
Konservierungsmittel	verlängern die Haltbarkeit von Lebensmitteln (hemmen Wachstum von Mikroorganismen)	nahezu überall	E 210 (Benzoesäure) E 211 (Natriumbenzoat) E 224 (Kaliummetabisulfit)

	Wirkung	Vorkommen	Beispiele
modifizierte Stärken		Backwaren	E 1440 (Hydroxypropylstärke)
Säuerungsmittel	verleihen Lebensmitteln sauren Geschmack und dienen als Konservierungsstoff	Essig, Brausepulver, Limonade, Käse, Milchpulver oder als Ersatz von Kochsalz (Natriumtartrat)	E 335 (Natriumtartrate) E 338 (Phosphorsäure) E 513 (Schwefelsäure)
Säureregulatoren	stellen den Säuregehalt eines Lebensmittel auf den genauen Wert ein (unterstützen Wirkung eines Konservierungsmittels)	Milch- und Fleischerzeugnisse, Speiseeis, Dessert, Süßwaren, Obstprodukte, Trinkwasser	E 501 (Kaliumcarbonat; Pottasche) E 503 (Ammoniumcarbonat) E 507 (Salzsäure)
Schaummittel	bilden einen voluminöseren Schaum	Backwaren	E 999 (Quillaja-Extrakt) E 461 (Methylcellulose)
Schaumverhüter	verhindern unerwünschte Schaumbildung während der Lebensmittelherstellung	Würzen, Zucker, Süßwaren, Konfitüren, Suppen	E 471 (Mono- und Diglyceride von Speisefettsäuren)
Schmelzsalze	verhindern die Absonderung von Fett und Molke	Schmelzkäseherstellung	E 339 (Natriumphopspahte) E 452 (Polyphosphate)
Stabilisatoren	sorgen dafür, dass Stoffe auch während längerer Lagerung unverändert bleiben. So bleiben Aroma, Geschmack, Aussehen und Konsistenz länger erhalten.		E 250 (Nitritpökelsalz) E 263 (Calciumacetat) E 440 (Pektin)

	Wirkung	Vorkommen	Beispiele
Süßungsmittel	Einteilung: Zuckeraustauschstoffe Süßstoffe	nahezu überall	E 420 (Sorbit) E 421 (Mannit) E 951 (Aspartam) E 960 (Stevia) E 967 (Xylit)
Trägerstoffe	vereinfachen den Einsatz von Lebensmittelzusatzstoffen, verändern aber deren technologische Funktion nicht.		E 261 (Kaliumacetat) E 1519 (Benzylalkohol)
Treibgase / Packgase	Treibgase: mit ihrer Hilfe können flüssige Lebensmittel wie Sahneerzeugnisse oder Öle, gepumpt und abgefüllt werden Packgase: erhöhen die Haltbarkeit (verdrängen Sauerstoff aus der Verpackung)	z. B. Sprühsahne	E 290 (Kohlendioxid) E 948 (Sauerstoff)
Trennmittel	verhindern das Verkleben und Verklumpen von Lebensmitteln	Tütensuppen, Salz	E 170 (Calciumcarbonat) E 339 (Natriumphopshate)
Überzugsmittel	verleihen Lebensmitteln glänzendes Aussehen	Zitrusfrüchte, Käse, Wurst	E 401 (Natriumalginat) E 901 (Bienenwachs)
Verdickungsmittel	vermitteln einen bestimmten „Kaueindruck“ beim Verzehr	Light-Produkte	E 460 (Cellulose) E 415 (Xanthan)

Die große Frage ist: Machen Zusatzstoffe krank?

Lebensmittelzusatzstoffe stehen im Verdacht Beschwerden auszulösen. Hierzu gibt es zahlreiche Hypothesen, die zum Teil widerlegt sind, und auch Studien mit widersprüchlichen Ergebnissen. Ob Zusatzstoffe eine Rolle bei der Entstehung von Krebs, Alzheimer, Knochenschäden, ADHS bei Kindern, Allergien oder sonstigen Beschwerden spielen, ist nach wie vor unklar. Im Folgenden eine kleine Übersicht über die Zusatzstoffe, die besonders konträr diskutiert werden.

E 102 (Tartrazin)

Ein Farbstoff, der Lebensmittel zitronengelb färbt. Generell gilt er als unbedenklich. Bei empfindlichen Personen sollen jedoch Hautausschläge, Atemwegsbeschwerden oder verschwommenes Sehen auftreten können. Insbesondere diejenigen seien gewarnt, die bereits eine Allergie gegen Salicylsäure haben. Seit 2010 müssen Produkte, die Tartrazin enthalten, den Hinweis „kann Aktivität und Aufmerksamkeit bei Kindern beeinträchtigen“ auf dem Etikett tragen.

E 104 (Chinolingelb)

Ebenfalls ein Farbstoff. Zusammen mit blau färbenden Stoffen verleiht er Lebensmitteln einen Grünton. Kann bei empfindlichen Personen Allergien auslösen. Muss wie Tartrazin den Hinweis auf eine mögliche Beeinträchtigung der Aktivität und Aufmerksamkeit bei Kindern auf dem Etikett tragen.

E 210 (Benzoesäure)

Gehört zu den Konservierungsstoffen. Benzoesäure ist zur Konservierung von Tierfutter verboten. In den 1970er Jahren starben in einem Londoner Tierasyl 28 von 40 Katzen nach dem Verzehr von benzoesäurehaltigem Futter. Beschrieben wurden für Benzoesäure Allergien, Asthma und Verhaltensauffälligkeiten bei Kindern. Beim Verzehr großer Mengen wurden auch Verdauungsbeschwerden berichtet. Benzoesäure tritt in natürlicher Form in Preiselbeeren, Heidelbeeren und anderen Früchten sowie in

Honig, Joghurt, Sauermilch und Käse auf. Die in diesen Nahrungsmitteln enthaltenen Mengen spielen jedoch keine Rolle bei der Entstehung obengenannter Beschwerden.

E 224 (Kaliummetabisulfit)

Antioxidationsmittel und Konservierungsstoff. Es verhindert die unerwünschte Braunfärbung der Lebensmittel. Enthaltenes Schwefeldioxid und Sulfite zerstören Vitamin B_1 (Thiamin) und dürfen daher nicht in Vitamin B_1-reichen Lebensmitteln (Getreideerzeugnisse, Milcherzeugnisse, Fruchtsaft, Fleischwaren etc.) verwendet werden. Übelkeit, Erbrechen, Durchfall und/oder Kopfschmerzen, sowie das sogenannte Sulfit-Asthma bei Asthmatikern sind beschrieben worden. Vor allem in Fertiggerichten ist Kaliummetabisulfit zu finden.

E 621 (Mononatriumglutamat)

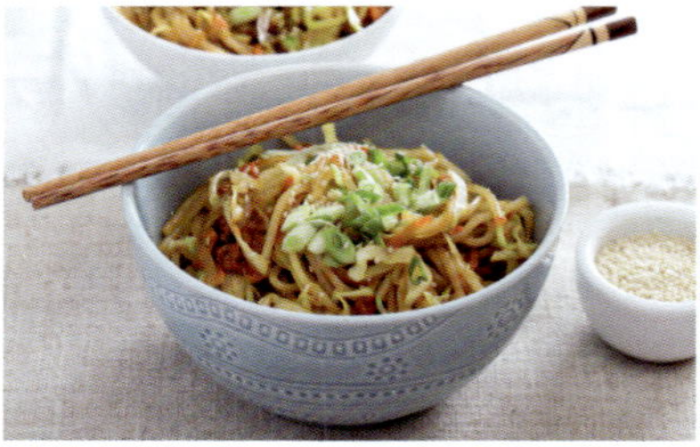

Sicherlich der berühmteste Zusatzstoff, nachdem sogar ein Krankheitsbild, das „China-Restaurant-Syndrom“ (oder „Kwok's disease“), benannt ist. Glutamat ist der Geschmacksverstärker schlechthin. 1968 schrieb der Arzt Dr. Robert Ho Man Kwok einen Brief an das berühmte New England Journal of Medicine, in dem er über unerklärliche Symptome berichtete, die 20 Minuten nach dem Essen in einem chinesischen Restaurant auftraten: Mundtrockenheit, Kopfschmerzen, Taubheitsgefühl im Nacken und Durstgefühl. Ein Jahr später erlitt der Mediziner Herbert Schaumburg vom Albert Einstein Medical College in New York ebenfalls einen derartigen Anfall nach chinesischem Essen und veröffentlichte einen Artikel über Mononatriumglutamat in einer Fachzeitschrift. Bis heute ist Glutamat ein Thema in den Medien.

In natürlicher Form tritt es in Tomaten und Parmesan auf, sogar in hoher Konzentration. Unser Körper produziert selbst auch Glutamat. Es ist ein

Neurotransmitter, der für die Übertragung von Impulsen von einer Nervenzelle zur anderen sorgt. Obwohl sich das „China-Restaurant-Syndrom" in Studien nicht bestätigen ließ, deuten einige Untersuchungen darauf hin, dass zumindest empfindliche Personen die beschriebenen Reaktionen auf Glutamat zeigen können. Migränepatienten berichten gehäuft über Kopfschmerzattacken nach Glutamat-Genuss. Zusammenhänge zwischen Glutamat und schwerwiegenderen Erkrankungen wie Alzheimer, Parkinson oder Multipler Sklerose ließen sich bisher nicht bestätigen. Einige Untersuchungen deuten zusätzlich auf eine psychosomatische Komponente hin. Letztlich wird Glutamat seit hunderten von Jahren in Asien zum Würzen verwendet und scheint dort nie ein Problem gewesen zu sein.

Wenn Sie glauben, dass Sie an einer Glutamatunverträglichkeit leiden, dann

- ➔ lesen Sie die Zutatenliste gründlich durch
- ➔ meiden Sie die Zusatzstoffe E 620 bis E 625
- ➔ fragen Sie den Koch, ob Glutamat verwendet wird, wenn Sie in einem Restaurant essen
- ➔ sollten Sie asiatische Restaurants besser gar nicht aufsuchen!

E 951 (Aspartam)

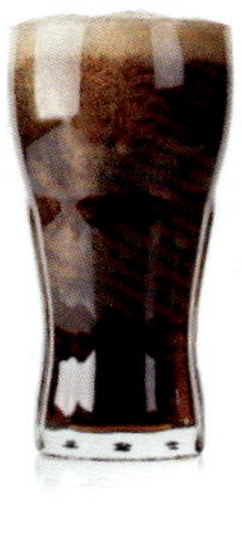

Ähnlich berühmt (und berüchtigt) und im Internet heiß diskutiert ist Aspartam. Es wurde 1965 entdeckt und besteht aus den beiden Eiweißen Asparaginsäure und Phenylalanin. Aspartam schmeckt 200mal süßer als Haushaltszucker. Es wird hauptsächlich in zuckerreduzierten Lebensmitteln eingesetzt. Für Menschen, die das Phenylalanin nicht abbauen können (Phenylketonurie), ist Aspartam nicht geeignet. Der Zusammenhang von Aspartam mit Krebserkrankungen oder Alzheimer wird immer wieder diskutiert, lässt sich aber in seriösen Untersuchungen nach wie vor nicht bestätigen. Die vermeintlich krebsauslösende Wirkung von Aspartam basiert auf einer italienischen Studie aus dem Jahr 2005 an Ratten, die bis zu ihrem Tod mit verschieden hohen Dosen Aspartam gefüttert wurden. Bei den Tieren kam es vermehrt zu Lymphdrüsenkrebs und Leukämie. Kritisiert wurden die zugeführten unverhältnismäßig hohen Dosierungen an Aspartam – sowie der mit drei Jahren ungewöhnlich lange Untersuchungszeitraum. Da Ratten nach so langer Zeit auch natürlicherweise an Krebs erkranken können, ist der Rückschluss auf Aspartam als Auslöser nicht zwangsweise zulässig. Die Ergebnisse der italienischen Studie konnten in anderen Untersuchungen nicht bestätigt werden. Aspartam wird im Darm vollständig und schnell abgebaut. Es konnten in mehreren Untersuchungen insbesondere keine Verbindung zu vermehrtem Auftreten von Hirntumoren, Kopfschmerzen oder Epilepsie nachgewiesen werden. 2013 erklärte die Europäische Behörde für Lebensmittelsicherheit (EFSA)Aspartam weiterhin für unbedenklich.

Natürlich vorkommende Pseudoallergien: Salicylate und biogene Amine

In Lebensmitteln vorhandene Salicylate können pseudoallergische Reaktionen auslösen. Salicylate sind die Salze der Salicylsäure. Besonders hoch ist der natürliche Salicylatgehalt in Früchten und Gemüse. Salicylatreiche Lebensmittel sind Gewürze (Paprikapulver, Curry, Zimt, Ingwer, schwarzer Pfeffer), Küchenkräuter (Salbei, Basilikum, Oregano), Oliven, Datteln, Trauben, Rosinen, Beeren, Schwarztee, Grüntee, Pfefferminze, Aprikose, Ananas, Orangen und Zucchini. Das Medikament Aspirin gilt es zu meiden (Abkömmling der Salicylate). Biogene Amine sind Abbauprodukte der Nahrungseiweiße. Solche Stoffe entstehen, wenn Nahrungsmittel mit lebenden Mikroorganismen hergestellt werden. Darunter fallen Hefeextrakt, Käse, Sauerkraut, Essig oder Rotwein. Aber auch Lebensmittel wie Schokolade, Avocados und Tomaten enthalten biogene Amine. Histamin ist ein besonders häufiges biogenes Amin; es steckt vor allem in geräucherten und lange gereiften Lebensmitteln wie Salami und Hartkäse sowie in bestimmten Fischsorten (siehe Kapitel Histaminintoleranz).

Wie werden Pseudoallergene ermittelt?

Das Weglassen der verdächtigen Nahrungsmittel steht im Vordergrund der Diagnostik (und der Therapie). Über einen Zeitraum von vier Wochen wird eine pseudoallergenarme Diät durchgeführt, bei der auf Nahrungsmittel mit einem hohen Gehalt an natürlichen Aromastoffen verzichtet wird (Obst, Nüsse, Tomaten, Paprika, Kräuter, Gewürze). Schnittlauch, Salz, Zwiebeln dürfen gegessen werden. Nahrungsmittel mit einem hohen Gehalt an biogenen Aminen (siehe Kapitel Histaminintoleranz), zum Beispiel Fisch, Schalentiere und Zusatzstoffe, Fertiggerichte, Süßigkeiten, Süßungsmittel sowie alkoholische Getränke dürfen nicht verwendet werden. Unerlässlich sind auch eine begleitende Ernährungsberatung und das Führen eines Symptomtagebuchs. Wenn Beschwerdefreiheit erreicht ist, kann eine gezielte Provokation mit einzelnen Zusatzstoffen erfolgen. Da die Testungen mit Einzelsubstanzen nur selten positive Reaktionen ergeben, wird stattdessen eine „Supermahlzeit" verabreicht. Eine „Supermahlzeit" ist reich an Zusatzstoffen, natürlichen Aromastoffen und biogenen Aminen. Sollten Beschwerden auftreten, erfolgt nach entsprechender Therapie erneut eine Diätphase bis zur Beschwerdebesserung. Anschließend wird ein Mix aus mehreren Zusatzstoffen genommen. Im Fall einer positiven Reaktion, werden nach und nach die einzelnen Substanzen in Kapselform verabreicht. Sind die Auslöser der Pseudoallergie identifiziert, erfolgt der Kostaufbau unter Anleitung einer Ernährungsfachkraft.

Übersicht: Vorgehen beim Verdacht auf eine Pseudoallergie

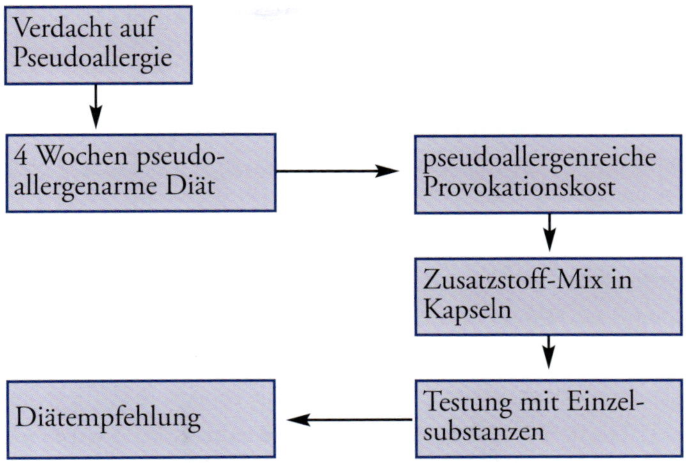

11. Was könnte es noch sein?

Erkrankungen, die hauptsächlich den Magen-Darm-Trakt betreffen

Reizdarm

Ist per definitionem eine chronische Erkrankung, die länger als drei Monate dauert. Es treten anhaltende und wiederkehrende Beschwerden auf, hauptsächlich Bauchschmerzen, Blähungen und Durchfall. Die Beschwerden beeinflussen die Lebensqualität massiv. Bisher wurde meist angenommen, dass keine organischen Ursachen für das Krankheitsbild vorliegen und deswegen wurde das Reizdarmsyndrom als „funktionelle" Störung bezeichnet. Neuere Untersuchungen belegen jedoch, dass dem Reizdarm verschiedene Ursachen zu Grunde liegen. So sind die im Verdauungstrakt enthaltenen Nervengeflechte, die die Muskulatur von Magen und Darm kontrollieren, sehr empfindlich gegenüber einer Dehnung der Darmwand durch Gase oder flüssigen Darminhalt, die Kontraktion der Muskulatur kann krampfartige Schmerzen und Verdauungsstörungen hervorrufen. Stress und emotionale Konfliktsituationen verschlechtern die Symptomatik. Das Reizdarmsyndrom ist zurzeit weiterhin eine Ausschlussdiagnose.

Bakterielle Fehlbesiedlung (SIBO = Small Intestinal Bacterial Overgrowth)

Normalerweise befinden sich im Dünndarm nur wenige Bakterien. Kommt es zu einer Überwucherung durch Keime aus dem Dickdarm, wird zum Beispiel Zucker bereits im Dünndarm durch Bakterien verstoffwechselt, es treten Blähungen, Durchfälle und Schmerzen auf. Die Diagnose erfolgt durch einen H2-Atemtest mit Glukose. Normalerweise wird Glukose vollständig im Dünndarm aufgenommen, bei Anwesenheit von Bakterien wird sie bereits dort durch die Bakterien verstoffwechselt und Wasserstoff über die Atemluft freigesetzt. Es findet sich ein früher Anstieg des abgeatmeten Wasserstoffs. Zur Diagnostik gehört auch die Klärung möglicher Ursachen (Störung der Darmbeweglichkeit, Medikamente (Protonenpumpenhemmer), Diabetes, Magen-Darm-Operationen, Mor-

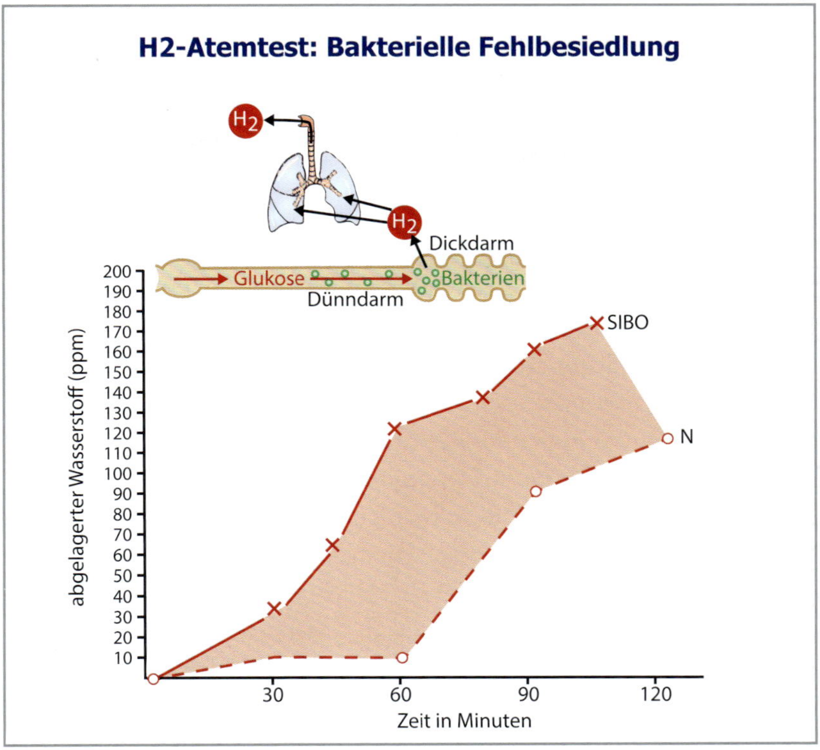

bus Crohn mit Fistelbildung etc.). Das kombinierte Auftreten einer Laktoseintoleranz mit einer Fruktosemalabsorption kann ein Hinweis auf eine bakterielle Fehlbesiedlung sein und sollte eine entsprechende Testung nach sich ziehen.

Chronisch-entzündliche Darmerkrankungen (CED)

Sammelbegriff für Erkrankungen, die in Schüben oder kontinuierlich verlaufen. Morbus Crohn führt zu entzündlichen Veränderungen vorwiegend im letzten Abschnitt des Dünndarms (Ileum) und im Dickdarm. Charakteristisch ist das „pflastersteinartige" Aussehen der entzündlich veränderten Schleimhaut, das durch wechselnde Abschnitte von Entzündungen und Geschwüren entsteht. Typisch ist ein schleimiger Durchfall. Häufig bilden sich Fisteln, Abszesse und Darmverschlüsse. Colitis ulcerosa betrifft ausschließlich den Dickdarm und kann ihn in seiner gesamten Länge befallen. Es kommt zu einer Zerstörung der Schleimhaut mit typischen blutig-schleimigen Durchfällen. In beiden Fällen erfolgt die Diagnose über eine Darmspiegelung mit Probenentnahme.

Divertikulitis

Ausstülpungen der Schleimhaut durch eine Muskellücke im Dickdarm. Häufig symptomlos, können sich Divertikel entzünden und zu linksseitig betonten Unterbauchschmerzen in Verbindung mit Fieber führen.

Magenschleimhautentzündung (Gastritis)

Eine akute Gastritis macht sich durch starke Oberbauchschmerzen, Übelkeit, Erbrechen und Appetitlosigkeit bemerkbar. Die chronische Magenschleimhautentzündung kann symptomlos bleiben oder verursacht lediglich unspezifische Oberbauchbeschwerden wie Aufstoßen, Blähungen und Völlegefühl nach den Mahlzeiten. Die häufigste Ursache einer chronischen Gastritis ist eine Infektion mit Helicobacter pylori. Andere Ursachen sind Alkohol- oder Nikotinkonsum, Medikamente (z. B. Aspirin, Ibuprofen, Diclofenac). Auch psychische und physische Belastungen spielen eine Rolle. Die Diagnose erfolgt durch eine Magenspiegelung mit Probenentnahme.

Gallenblasensteine (mit/ohne Entzündung der Gallenblase)

Häufig machen sich Steine der Gallenblase durch krampfartige, rechtsseitige Oberbauchschmerzen (Koliken) bemerkbar. Diese entstehen, wenn sich die Gallenblase zusammenzieht, um Galle in den Darm zu pressen, und die Gallensteine zugleich den Ausgang blockieren. Die Schmerzen treten in Wellen auf. Andere durch Gallenblasensteine verursachte Beschwerden sind Völlegefühl, Blähungen und Übelkeit. Im Ultraschall sind die Steine problemlos zu sehen.

Erkrankungen der Bauchspeicheldrüse

Typisch sind Oberbauchschmerzen, die nicht von einer Gastritis oder einem Magengeschwür zu unterscheiden sind. Häufig findet sich eine akute Entzündung der Bauchspeicheldrüse, die möglicherweise in eine

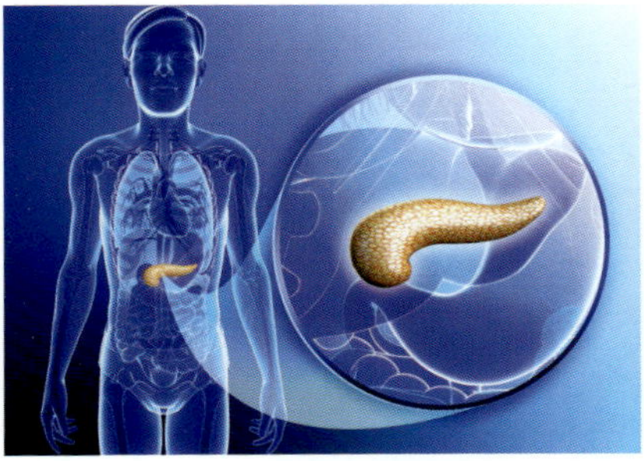

chronische Form übergeht. Durch Zerstörung des Gewebes kann die Bauchspeicheldrüse die Verdauungsenzyme nicht mehr in ausreichender Menge herstellen und in den Darm abgeben. Die Nahrung wird nicht richtig verdaut. Es kommt zu einer sogenannten exokrinen Pankreasinsuffizienz. Fett wird vermehrt ausgeschieden („Fettstuhl"). Die fettlöslichen Vitamine können nicht genügend aufgenommen werden (A, D, E, K) und es kommt zu Mangelerscheinungen (Knochenerweichung, Störung der Blutgerinnung usw.). Blähungen, krampfartige Bauchschmerzen, Völlegefühl und Gewichtsverlust trotz normaler Nahrungsaufnahme sind häufig genannte Beschwerden.

Fettleber

Eine Fettleber entsteht durch einen ungesunden Lebensstil mit zu kalorienreicher Ernährung sowie durch regelmäßigen Alkoholkonsum, Diabetes oder Fettstoffwechselstörungen. Es kommt zu unspezifischen Symptomen wie Müdigkeit, Abgeschlagenheit, Appetitlosigkeit, Völlegefühl und Blähungen.

Darmkrebs

Symptome wie Blut im Stuhl, veränderter Stuhlgang (Wechsel zwischen Verstopfung und Durchfall), Bauchschmerzen und Gewichtsverlust können von Dickdarmkrebs ausgelöst werden. In frühen Stadien ruft dieser Krebs oft gar keine Symptome hervor. Deshalb kommt der Darmkrebsfrüherkennung (Darmspiegelung!) eine entscheidende Bedeutung zu.

Infektiöse Enteritis

Es gibt eine ganze Reihe von Keimen, die in der Lage sind Durchfälle zu verursachen. Über verunreinigte Lebensmittel (rohe Eier, Hackfleisch, Geflügel) erfolgt die Ansteckung mit Bakterien wie Salmonellen.

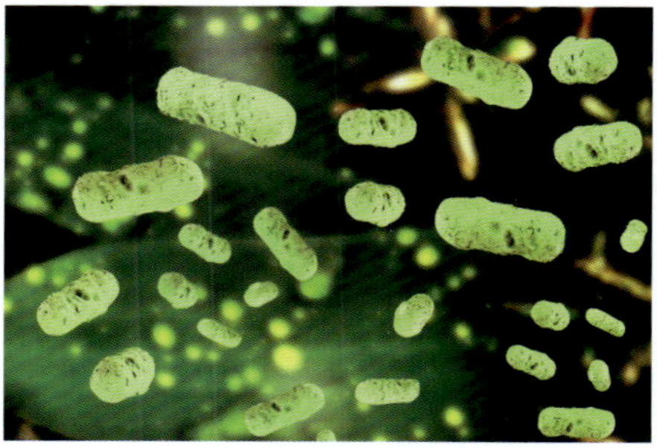

Häufiger tritt jedoch eine Infektion mit dem Bakterium Campylobacter auf, die meist von alleine abheilt. Rota- und Noroviren sind ebenfalls häufige Erreger von Magen-Darm-Erkrankungen bei Erwachsenen und Kindern, die zum Teil schwere Verläufe aufweisen können. Giardia lamblia ist ein weltweit vorkommender Parasit, der den Dünndarm besiedelt und zu schweren Durchfällen, Blähungen und Oberbauchschmerzen führen kann. Der Nachweis gelingt über eine Stuhluntersuchung. Bei unklaren Magen-Darm-Symptomen sollte man immer auch an eine infektiöse Ursache denken.

Weitere Erkrankungen

Autoimmunerkrankungen

Der Körper kann nicht zwischen eigenem und fremdem Gewebe unterscheiden. so dass die Immunzellen körpereigene Bestandteile angreifen und es zu einer chronischen Entzündung kommt. Die Symptome sind vielfältig; sie betreffen den Verdauungstrakt und andere Organe, häufig kommt es auch zu einer Hautbeteiligung. Müdigkeit und Abgeschlagenheit sind ebenfalls Bestandteile des Krankheitsbildes. Die häufigsten Autoimmunerkrankungen sind Typ-1-Diabetes, rheumatoide Arthritis, Multiple Sklerose (MS), Hashimoto-Thyreoiditis (eine Form der Schilddrüsenentzündung) und Lupus erythematodes

Schilddrüsenerkrankungen

Die Schilddrüse ist maßgeblich an der Steuerung der Körperfunktionen beteiligt. Eine Überfunktion führt zu Durchfall und Gewichtsverlust. Im Falle einer Unterfunktion kommt es zu Gewichtszunahme und Verstopfung.

Diabetes mellitus

Diabetiker leiden häufiger unter Beschwerden des Verdauungstraktes als Gesunde. Ursache ist eine Störung des Nervensystems (autonome Neuropathie), die die Magenentleerung verlangsamt oder beschleunigt. Übelkeit, Blähungen und Bauchschmerzen sind die Folgen. Durchfälle oder Verstopfung treten häufig auf, zudem besteht ein höheres Risiko für Magen-Darm-Infektionen.

Chronischer Eisenmangel

Ein länger anhaltender Eisenmangel kann sich in einer Vielzahl von Symptomen äußern: chronische Müdigkeit, Konzentrationsstörungen, Erschöpfungszustände, verminderte Belastbarkeit, Herzklopfen, Kopfschmerzen, Schwindel, Kältegefühl, Verstopfung und Atemnot bei körperlicher Anstrengung.

Endometriose

Gutartige Wucherungen der Gebärmutterschleimhaut, die sich außerhalb der Gebärmutter im Bauch- und Beckenraum, in benachbarten Organen (Eierstöcke, Eileiter) oder an anderen Stellen im Körper ansiedeln. Typisch sind krampfartige Bauch- und Rückenschmerzen während des Menstruationszyklus.

Familiäres Mittelmeerfieber

Es handelt sich hierbei um eine genetische Erkrankung mit wiederholt auftretenden Fieberattacken und Bauchschmerzen. Betroffen sind vorwiegend Menschen aus dem östlichen Mittelmeerraum.

Porphyrie

Eine Stoffwechselerkrankung, die mit einer Störung des Aufbaus des roten Blutfarbstoffs einhergeht. Es gibt verschiedene Formen, insbesondere bei der akuten Form treten schubweise heftigste Bauchschmerzen auf.

Mastozytose

Eine seltene Erkrankung, bei der es zu einer Vermehrung der Mastzellen in der Haut (kutane Form) oder in inneren Organen kommt (systemische Form). Die systemische Mastozytose tritt im Erwachsenenalter auf, die kutane Form kann auch Kinder betreffen. Bei Verdacht auf eine Histaminintoleranz sollte an die Möglichkeit einer Mastozytose gedacht werden. Mastzellen bilden auch Tryptase. Erhöhte Tryptase-Blutwerte sprechen für erhöhte Mastzellzahlen und können so auf eine Mastozytose hinweisen.

Medikamente

Prinzipiell kann jedes Medikament als Nebenwirkung Durchfall, Blähungen und/oder Übelkeit verursachen.

Psyche

Manchmal lässt sich trotz aller durchgeführten Untersuchungen keine körperliche Ursache der Verdauungsbeschwerden feststellen. Meist klagen die Betroffenen zusätzlich über eine Reihe anderer Beschwerden, die scheinbar nicht zueinander passen. Häufig bestehen diese Leiden bereits über einen längeren Zeitraum und führen zu einer massiven Einschränkung der Lebensqualität. In diesem Fall kann es sich um eine sogenannte somatoforme Störung (früher: larvierte Depression) handeln, bei der eigentlich normale Körperreaktionen oder harmlose Missempfindungen verstärkt wahrgenommen und als Anzeichen einer ernsthaften Erkrankung interpretiert werden. Die eigentlich seelische Störung verbirgt sich sozusagen hinter körperlichen Symptomen. In der Folge richten Betroffene ihre gesamte Aufmerksamkeit auf die Beschwerden, wodurch sie sie noch intensiver wahrnehmen. Charakteristisch für derartige Patienten ist die häufige Konsultation verschiedener Ärzte mit einer letztlich übergroßen und nicht zu erfüllenden Erwartungshaltung („Sie sind meine letzte Hoffnung"), die nicht selten in Frustration und dem Gefühl wieder mal enttäuscht worden zu sein endet. Das eigentlich positive Ergebnis, also der Ausschluss einer bedrohlichen Erkrankung, wird nicht als ein zufriedenstellendes Resultat akzeptiert.

Natürlich können körperliche Beschwerden, so sie denn lange genug bestehen, auch zu einer Beeinträchtigung des seelischen Wohlbefindens führen. Seelisches Befinden und körperliche Vorgänge sind eng miteinander verbunden.

Über das vegetative Nervensystem und Stresshormone nimmt der Körper Einfluss auf die Körperfunktionen.

Stress und soziale Umstände verursachen häufig Verdauungsbeschwerden aller Art, die dann in Ermangelung anderer Alternativen mit dem Essen und Nahrungsmittelunverträglichkeiten in Verbindung gebracht werden. Je ungenauer ein Krankheitsbild definiert ist, wie etwa die Histaminintoleranz, desto eher eignet es sich als Erklärungsversuch für die zahlreichen Symptome.

Patienten mit Depressionen leiden auch überdurchschnittlich häufig unter Verdauungsproblemen. Meist lassen sich weitere typische Anzeichen einer Depression feststellen, wie zum Beispiel Müdigkeit, Appetitlosigkeit oder Schlafstörungen. Leider ist es für viele Menschen nicht leicht psychische Störungen zu akzeptieren. Aus eigener Erfahrung kann ich sagen, dass es eine große Herausforderung ist, den Patienten von der Notwendigkeit einer psychotherapeutischen Herangehensweise zu überzeugen. Es braucht viel Geduld und Fingerspitzengefühl.

12. Literatur

Bartra J. et al. From Pollinosis to Digestive Allergy. J Investig Allergol Clin Immunol 2009; 19 (Suppl 1): 3-10

Biesiekierski, J.R., Newnham, E.D., Irving, P.M. et al: Gluten causes gastrointestinal symptoms in subjects without celiac disease: a double-blind randomized placebo-controlled trial. Am J Gastroenterol (2011); 106: 508–514.

Biesiekierski, J.R., Peters S.L., Newnham ED, Rosella O., Muir J.G., Gibson P.R.: No Effects of Gluten in Patients With Self-Reported Non-Celiac Gluten Sensitivity After Dietary Reduction of Fermentable, Poorly Absorbed, Short-Chain Carbohydrates Am J Gastroenterol (2013); 145: 320 – 28

Boyce, J. et al.: Guidelines for the Diagnosis and Management of Food Allergy in the United States: Summary of the NIAID-Sponsored Expert Panel Report. The Journal of allergy and clinical immunology (2010); 126: 1105 – 1118

Baenkler, H.W.: Salicylatintoleranz. Deutsch Ärzteblatt (2008); 105(8): 137 – 42

Berkner, H.: Birke, Kirsche, Sojabohne – das Kreuz mit den Allergenen. BioSpektrum (2009); 618 – 620

Burney, P., Malmberg E, Chinn S et al.: The distribution of total and specific serum IgE in the European Community Respiratory Health Survey. J Allergy Clin Immunol (1997); 99: 314-322.

Carroccio, A.et al.: Non-celiac wheat sensitivity diagnosed by double-blind placebo-controlled challenge: exploring a new clinical entity.
The American Journal of Gastroenterology (2012); 107: 1898 – 1906

De Wild-Scholten, M.: Understanding histamine intolerance & Mast cell activation (2013) Colofon 3. Auflage

Dowd, B., Walker-Smith, J.: Samuel Gee, Aretaeus and the coeliac affection. BMJ (1974); 2: 45 – 47

Emsley, J., Fell, P.: Was it something you ate? (2002); Oxford University Press

Engelhardt, U., Hempen, C.-H.: Chinesische Diätetik, Urban & Fischer 2. Auflage (2002)

Fasano, A.: Fatale Darmkrankheit Zöliakie Spektrum der Wissenschaft (2010); 52 – 59

Felber, J., Aust, D., Baas, S., Bischoff, S., Bläker, H., Daum, S., Fischbach, W., Koletzko, S., Laaß, M., Nothacker, M., Roeb, E., Schuppan, D., Stallmach, A.: s2k-Leitlinie: Zöliakie (aktueller Stand: 04/2014)

Fieri, M., Patel, R., Celestin, J.: Mast cell activation syndrome: a review Curr Allergy Asthma Rep (2013); 13: 27 – 32

Frieling, T., Schemann, M.: Reizdarmsyndrom – Epidemiologie und Pathophysiologie (2014) Coloproctology (3): 181–189.

Gentinetta, T., Hausmann, O., Pichler, W.: Basophilen-Aktivierungstest an der Schnittstelle von Serologie und zellulärer Diagnostik. Pipette (2011); 5: 13-15

Gibson, P., Shepherd, S.: Evidence-based dietary management of functional gastrointestinal symptoms: The FODMAP approach
Journal of Gastroenterology and Hepatology 25 (2010); 252-258

Goebel-Stengel, M., Mönnikes, H.: Kohlenhydratmalabsorption: Unverträglichkeit fermentierbarer Oligo-, Di-, Monosaccharide und Polyole (FODMAP) als häufige Ursache unklarer abdomineller Beschwerden Dtsch Med Wochenschr (2014); 139: 1310 – 1314

Helander, H., Fändricks, L.: Surface Area Of The Digestive Tract. Revisited Scandinavian Journal of Gastroenterology (2. April 2014)

Henzgen, M., Vieths, S., Reese, I., Erdmann, S., Fuchs, T., Jäger, L., Kleine-Tebbe, J., Lepps, U., Niggemann, B., Saloga, J., Vieluf, I.: Nahrungsmittelallergien durch immunologische Kreuzreaktionen. Leitlinie der Arbeitsgruppe Nahrungsmittelallergie der Deutschen Gesellschaft für Allergologie und klinische Immunologie (DGAI) und des Ärzteverbandes Deutscher Allergologen (ÄDA), Allergo J (2005); 14: 48–59

Jarisch, R.: Histaminintoleranz. Histamin und Seekrankheit (2004), Georg Thieme Verlag

Junker, Y.et al.: Wheat amylase trypsin inhibitors drive intestinal inflammation via activation of toll-like receptor 4. The Journal of experimental medicine (2012); 209: 2395-2408

Kleine-Tebbe J, Herold DA: Inappropriate test methods in allergy Hautarzt (2010); 61(11): 961-6 966

Kleine-Tebbe J: Keine Empfehlung für IgG- und IgG4-Bestimmungen gegen Nahrungsmittel Aktuel Ernahrungsmed (2010); 35: 310 – 313

Körner U: Ernährungstherapie und –beratung bei IgE-vermittelten Nahrungsmittelallergien Aktuel Ernahrungsmed (2010); 35: 286-291

Körner U, Schareina A: Nahrungsmittelallergien und -unverträglichkeiten (2010); Karl F. Haug Verlag

Kuyumcu S, Götze O: Atemteste zur gastroenterologischen Funktionsdiagnostik Gastroenterologe (2011); 6: 203 – 210

Lebwohl B, Ludwigsson J, Green P:
Celiac disease and non-celiac gluten sensitivity BMJ (2015); 351. h4347

Ledochowski M: Wegweiser Nahrungsmittelintoleranzen (2009); TRIAS-Verlag

Kofler H et al.: Diaminoxidase keine diagnostische Hilfe bei Histaminintoleranz, Allergologie (2009); 32, 3:105–109

Ludwigsson J, Reichenberg A, Hultman C, Murray J:
A nationwide study of the association between celiac disease and the risk of autistic spectrum disorders
JAMA Psychiatry (2013); 70 (11): 1224 – 30 1230

Kratzer, W.et al.: Prevalence of celiac disease in Germany: a prospective follow-up study. World journal of gastroenterology. WJG19 (2013); 2612-2620

Labenz, J.: Darmgesundheit (2011); Georg Thieme Verlag

Lange, L.: Praxis der oralen Nahrungsmittelprovokation im deutschsprachigen Raum. Pädiatrische Allergologie in Forschung und Praxis (2008); 11/1, 17-19

Lepp, U., Ballmer-Weber, B., Beyer, K., Erdmann, S., Fuchs, T., Henzgen, M., Heratizadeh, A., Huttegger, I., Jappe, U., Kleine-Tebbe, J., Niggemann, B., Raithel, M., Reese, I., Saloga, J., Schäfer, C., Szepfalusi, Z., Vieths, S., Werfel, T., Zuberbier, T., Worm, M.: Therapiemöglichkeiten bei der IgE-vermittelten Nahrungsmittelallergie. Allergo J (2010); 19: 187-195

Niggemann, B., Beyer, K., Erdmann, S., Fuchs, T., Kleine-Tebbe, J., Lepp, U., et al.: Standardisierung von oralen Provokationstests bei Verdacht auf Nahrungsmittelallergie. Allergo Journal (2011); 20: 149-160.

Obermayer-Pietsch B.: Osteoporose und Laktoseintoleranz. J Miner Stoffwechs (2008); 15 (1): 22-25

Raithel, M. et al.: Kohlenhydratmalassimilation häufig vorkommender Mono- und Disaccharide: Abgestuftes diagnostisches Vorgehen und Differenzialdiagnosen. Deutsches Ärzteblatt (2013); 110(46): 775-782

Reese I, Zuberbier T, Bunselmeyer B, Erdmann S, Henzgen M, Fuchs T, Jäger L, Kleine-Tebbe J, Lepp U, Niggemann B, Raithel M, Saloga J, Vieths S, Werfel T: Diagnostisches Vorgehen bei Verdacht auf eine pseudoallergische Reaktion durch Nahrungsmittelinhaltsstoffe. Allergo J (2008); 17: 540 – 549

Reese, I., Ballmer-Weber, B., Beyer, K., Erdmann, S., Fuchs, Kleine-Tebbe, J., Klimek, L., Lepp, U., Henzgen, M., Niggemann, B., Saloga, J., Schäfer, C., Szepfalusi, Z., Vieths, S., Werfel, T., Zuberbier, T., Worm, M.: Vorgehen bei Verdacht auf Unverträglichkeit gegenüber oral aufgenommenem Histamin. Allergo J (2012); 21(1): 22-28

Rief, W., Hiller, W.: Somatisierungsstörung. Hogrefe Verlag 2. Auflage (2011)

Robert, M.: Wenn Ernährung krank macht – Allergie oder Intoleranz. Der Allgemeinarzt (2015); 37 (16): 38-42

Rueff, F., Bergmann, K.C., Brockow, K., Fuchs, T., Grübl, A., Jung, K., Klimek, L., Müsken, H., Pfaar, O., Przybilla, B., Sitter, H., Wehrmann, W.: Hauttests zur Diagnostik von allergischen Soforttypreaktionen. Leitlinie der Deutschen Gesellschaft für Allergologie und klinische Immunologie (DGAKI). Allergo J (2010); 19: 402–415

Siegenthaler, W.: Differentialdiagnose innerer Krankheiten (1984), Georg Thieme Verlag
Seitz, C., Pfeuffer, P., Raith, P., Bröcker, E.B., Trautmann, A.: Nahrungsmittelallergie bei Erwachsenen – über- oder unterschätzt? Deutsch Ärzteblatt (2008); 105(42): 715 – 723

Töndury, B., Wüthrich, B., Schmid-Grendelmeier, P., Seifert, B., Ballmer-Weber, B.: Histaminintoleranz: Wie sinnvoll ist die Bestimmung der Diaminoxidase-Aktivität im Serum in der alltäglichen klinischen Praxis ? Allergologie (2008); 31(8): 350 – 356

Vatn, M.H. et al.: Adverse reaction to food: assessment by double-blind placebo-controlled food challenge and clinical, psychosomatic and immunologic analysis. Digestion (1995); 56: 421-8

Vogelreuter, A.: Nahrungsmittelunverträglichkeiten Wissenschaftl. Verlagsgesellschaft (2012)

Worm, M., Jappe, U., Kleine-Tebbe, J., Schäfer, C., Reese, I., Saloga, J., Treudler, R., Zuberbier, T., Wassmann, A., Fuchs, T., Dölle, S., Raithel, M., Ballmer-Weber, B., Niggemann,, B., Werfel, T.: Food allergies resulting from immunological cross-reactivity with inhalant allergies. Allergo J Int (2014); 23: 1-16

Wüthrich, B.: Kopfweh, Niesattacken und Co. durch biogene Amine. Dermatologie Praxis (2011); 2: 4-9

Zopf, Y. et al.: Differenzialdiagnose von Nahrungsmittelunverträglichkeiten. Deutsches Ärzteblatt (2009); 106(21): 359 – 370

Zuberbier, T. et al.: Prevalence of adverse reactions to food in Germany – a population study. Allergy (2004); 59: 338 – 345